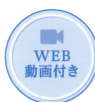

データに基づく

臨床動作分析

CLINICAL MOTION ANALYSIS

編著 藤澤 宏幸 東北文化学園大学教授

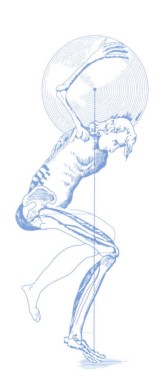

文光堂

執筆者一覧

藤澤 宏幸
東北文化学園大学　［Ⅰ　総論］

村上 賢一
東北文化学園大学　［Ⅱ　中枢神経疾患］

佐藤 洋一郎
北海道科学大学　［Ⅲ　運動器疾患］

序

　リハビリテーション医療の臨床においては，動作分析は必要不可欠なツールである．しかし，本邦では系統的な臨床動作分析の方法論は確立されていないのが現状である．臨床における動作分析を系統立てるためには，正常範囲の運動パターンの基礎データが必要となる．しかしながら，これまで正常範囲の運動パターンは誰もが知っているという暗黙の了解があったため，客観的データとして十分には示されてこなかった．特に，理学療法士や作業療法士が必要とする日常動作や基本的な運動課題については，理解しているようで，理解できていない状態が現在でも続いているのである．

　そのような中，われわれは理学療法士や作業療法士が必要としている日常動作の身体運動学的基礎データを集約する努力を重ね，本テキストを記す準備がようやく整ったのである．本テキストでは，臨床動作分析を日常動作分析と特定課題分析に分類し，日常動作分析では起居動作における運動パターンの出現率と所要時間のデータを準備した．その上で，動作の定型性およびパフォーマンス（所要時間）から機能障害を推定する方法を提示している．また，歩行分析においては，各種速度における身体運動学的データとの比較によって対象者の歩行速度にあわせた分析ができるよう工夫した．すなわち，大局的に対象者の動作が正常範囲から逸脱しているのか否かを判断した上で，具体的な運動分析を運動学的観察，運動力学的特徴，バランス要素の順に進め，最終的に機能障害を推測する系統的な方法を示したのである．これによって，初学者が陥りがちであった細部にこだわりすぎて全体が把握できないなどの問題を克服しやすくなったと考えている．一方，特定課題分析では臨床における使いやすさを考慮して，姿勢毎に特定課題をまとめ，観察・分析のポイントを整理した．身体運動学的知見をもとに，ある特定の運動機能と関連している課題を活用することで，推定した機能障害の確からしさを高めることができ，結果として障害構造分析に役立つものと期待している．

　初学者には，健常者における運動パターンの分析をトレーニングしてもらい，分析能力のみならず正常範囲の運動パターンを十分に理解してもらうことが望まれる．その上で，本テキストを用いて疾病の帰結として生じた運動・動作の変化を分析するトレーニングを行ってほしいと心から願うものである．

2016 年 4 月

編者　藤澤宏幸

データに基づく臨床動作分析
CLINICAL MOTION ANALYSIS

目 次

I 総 論 ... 1

1 臨床運動・動作分析とは ... 2
1. 臨床における運動・動作分析の目的 ... 2
2. 分析方法の分類 ... 2
3. 分析項目の要素 ... 4

2 重心と関節運動 ... 6
1. 観察による重心の見方 ... 6
2. 関節運動の原理 ... 6
3. 運動軌道および運動パターンの形成 ... 10

3 分析手順 ... 14
1. 日常動作分析 ... 14
2. 日常動作分析における要点と基準データ ... 16
   - ①背臥位から長坐位への起き上がり動作
   - ②長坐位から立位への立ち上がり動作（床からの立ち上がり動作）
   - ③ベッドでの起き上がり動作（背臥位から椅坐位）
   - ④椅子からの立ち上がり動作
   - ⑤歩 行
3. 日常生活分析における分析方法のまとめ ... 40
   - ①正常からの逸脱の判断（定型性からの評価）
   - ②正常から逸脱した運動パターンにおける分析（柔軟性からの評価）
4. 日常動作分析における運動パターンの分析 ... 42
   - ①運動学的観察
   - ②運動力学的分析
   - ③バランス要素
   - ④機能障害の推測
   - ⑤各動作において推測された機能障害の整理
5. 特定課題分析 ... 45
6. 特定課題分析の身体運動学的解釈 ... 45
   - ①椅坐位でのテスト
   - ②膝立ち位でのテスト
   - ③立位でのテスト
   - ④上肢機能（上肢挙上に伴う肩甲上腕リズムの観察）

【コラム】 用語の整理 ... 54

II 中枢神経疾患　　　　57

1 中枢神経疾患における分析のポイント ── 58
1 はじめに ── 58
2 正常から逸脱した姿勢や運動パターンを形成する原因 ── 58
①筋緊張異常
②運動麻痺
③運動失調
④感覚障害
⑤高次脳機能障害
3 姿勢や運動パターンでとくに注目すべき点 ── 59
①連合反応（運動）
②共同運動
③関節運動範囲の減少
④関節運動の協調性低下（inter joint coordination）
4 各原因が及ぼす姿勢や運動パターンへの影響 ── 60
①筋緊張異常
②運動麻痺
③運動失調
④感覚障害
⑤高次脳機能障害

2 症例―脳梗塞後遺症 ── 63
1 起き上がり動作 ── 63
①全体像
②矢状面
③前額面
2 立ち上がり動作 ── 71
①全体像
②矢状面
③前額面
3 歩行 ── 79
①全体像
②矢状面
③前額面
4 各動作において推測された機能障害の整理 ── 87
【コラム】 観察から推測する筋緊張異常 ── 90

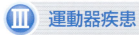 運動器疾患　93

1 運動器疾患における分析のポイント ― 94
1 はじめに ― 94
2 正常から逸脱した姿勢や運動パターンを形成する原因 ― 94
①疼　痛
②荷重制限
③手術および骨折などによる禁忌肢位
④変形（骨格系）
⑤神経絞扼
⑥感覚障害
⑦関節可動域制限
⑧筋機能低下
3 姿勢や運動パターンでとくに注目すべき点 ― 96
①神経症状がない場合
②神経症状がある場合
4 各原因が姿勢や動作へ及ぼす影響 ― 97
①疼　痛
②荷重制限
③手術による禁忌肢位
④変　形
⑤神経絞扼
⑥感覚障害
⑦関節可動域制限
⑧筋機能低下

2 症例―変形性股関節症 ― 99
1 起き上がり動作 ― 99
①全体像
②矢状面
③前額面
2 立ち上がり動作 ― 104
①全体像
②矢状面
③前額面
3 歩　行 ― 109
①全体像
②矢状面
③前額面
4 各動作において推測された機能障害の整理 ― 115
【コラム】　ダーウィンに倣って ― 117

付　録　分析シート〔原本〕 ― 121
索　引 ― 130

I　総　論

Ⅰ 総論

1 臨床運動・動作分析とは

 ## 臨床における運動・動作分析の目的

　動作分析を行う際には，運動行動の3つの視点と障害構造の関係を理解する必要がある．運動行動の3つの視点とは運動，動作，行為であり（図Ⅰ-1），動作は目的を有する運動と定義される．行為は動作に意志が加わったものであり，わかりやすく説明するならば社会的な行動（他者との関わり）と理解される．動作のレベルは障害構造でいうならば能力低下のレベルに，運動のレベルは機能障害のレベルと重なると捉え，動作分析を行うのである（図Ⅰ-1）．

　次に，臨床で観察による運動・動作分析を行う場合，その目的は2つに大別できる．1つ目は，日常動作そのものの遂行能力を観察し，不自由なところがあるならば，観察した動作の再建に役立つ情報を得ることにある．ここで日常動作とは日常生活を送るのに欠かせない，多くの人々に共通する基本動作の一群を指す．2つ目は，動作を観察し，機能障害を推測することである（図Ⅰ-2）．

　一方，科学的思考という観点から臨床における運動・動作分析をみれば，観察から仮説を形成し，それを実際の機能テストで検証するという仮説演繹法に準じた手続きをとることができるという利点がある（図Ⅰ-3）．すなわち，正常から逸脱した運動パターンが形成される理由を機能低下に求めるわけだが，その確からしさをどのように高められるかがポイントになるのである．観察により身体運動学の知識を活用して何の機能低下が生じているのか仮説を立て，実際に筋力検査や関節可動域検査などの機能テストで仮説が正しいかどうかを検証する．もしも，仮説通りの機能低下があれば，仮説が強化されることになるのである．

　その他，いくつかの動作を観察して同じ機能低下が疑われるとき，仮説の確からしさが高められるが，これについては後に説明する．

 ## 分析方法の分類

　臨床における運動・動作分析には，2種類の分析方法がある．1つは対象者が行っ

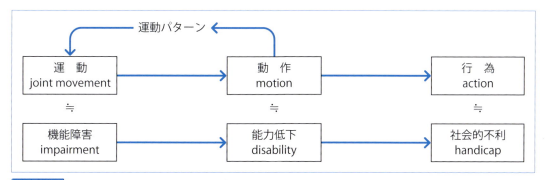

図Ⅰ-1 運動行動の視点と障害構造（国際障害分類によるモデル）との関係

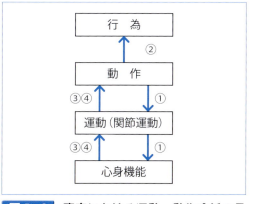

図Ⅰ-2 臨床における運動・動作分析の目的

① 機能障害の推測，② 行為・活動の障害の推測，③ 他の動作障害の推測，④ 最適な動作の再建検討．

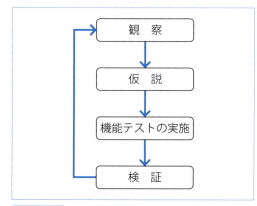

図Ⅰ-3 運動・動作分析における科学的手続き

　ている日常動作を観察し，推測される機能障害を列挙するものである．ここでは，「日常動作分析」と呼ぶ．各動作において共通する機能障害が推測されたなら，その機能障害の存在する可能性がより高くなる（**図Ⅰ-4**）．もう1つは，ある機能障害の確からしさを高めるため，ある特定の課題を与えて，その遂行状態を観察するものである．これを，ここでは「特定課題分析」と呼ぶ．例えば，起き上がり動作にて腹筋の筋力低下を推測した後，端坐位にて後方への体幹傾斜を運動課題として分析するような場合を指す（**表Ⅰ-1**）．

　日常動作分析の対象となる動作は，起居動作，移動動作，上肢機能が重要となる複合動作（食事動作，更衣動作，入浴動作）などが挙げられる．理学療法場面では起居動作，移動動作が，作業療法場面では上肢機能を中心とする複合動作が観察対象となることが多くなる．

1　臨床運動・動作分析とは────003

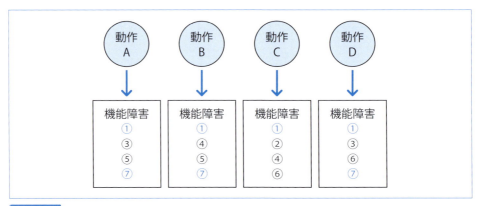

図Ⅰ-4 日常動作の観察による機能障害の推測と確からしさ

各番号は同じ機能障害を示す．すべての動作で①の機能障害が推測されており，確からしさは高いと考えられる．その次には⑦が続く．ただし，最終的な判断は適切な機能テストによる．

表Ⅰ-1 分析方法の分類と主な対象動作（課題）

日常動作分析	特定課題分析
寝返り動作	端坐位：前後・左右への傾斜
起き上がり動作	膝立ち位：左右への重心移動・片脚立ち・膝歩き
立ち上がり動作	立位：リーチ動作・上肢挙上・体幹回旋・スクワット動作・左右への重心移動・片足立ち・前後へのステップ動作
前方歩行	
後方歩行	
横歩き（サイドステップ）	上肢機能：上肢挙上（各姿勢にて）
階段昇降	
上肢機能を中心とする複合動作	

③ 分析項目の要素

運動・動作分析を実行するに当たり，分析項目を系統立てる必要がある[1]．ここでは，時間的要素と空間的要素に分類する．時間的要素は動作遂行における所要時間を指し，所要時間の延長はなんらかの機能障害を有することの客観的証拠となる．一方，空間的要素はおもに運動学的視点であり，運動軌道，運動パターンを挙げることができる．ここまでが観察に相当する部分であり，そこから動力源の制御（状態）を推測することになる（図Ⅰ-5）．さらには，動作遂行に欠かせないバランス能力について

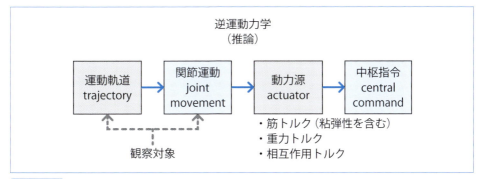

図Ⅰ-5 空間的要素からの分析

の推測も重要となる[2].基本的分析手法については『観察による運動動作分析演習ノート』[3]を参照されたい.

I 総論

2 重心と関節運動

1 観察による重心の見方

　運動分析するに当たっては，各体節の重心位置と関節の位置関係の観察が基本となる．ここでは，分析を進めるために必要な各体節の重心の見方と合成重心の求め方を復習する．

　観察では各体節の中心に重心があるとみる．各体節の重心を合成する際には，合成したい各体節の重心を直線で結んで，質量比で内分することによって求める（図Ⅰ-6）[3]．体重心を求めるときには，下肢の合成重心をまず求めてから，最後にHAT（head arm and trunk）重心との合成を行うとよい．なお，HATの重心は頭頂と大転子を結んだ中点，大腿は大転子と膝裂隙の中点，下腿・足部は膝裂隙と外果の中点，上腕は肩峰と外側上顆の中点，前腕・手部は外側上顆と指尖の中点を目安とする（図Ⅰ-7）．

2 関節運動の原理

　関節の動きを生み出すトルク（モーメント）をネットトルクと呼び，いくつかの構成成分から成り立っている[4]．ネットトルクが関節運動を引き起こすことについては，オイラーの運動方程式を理解する必要がある．慣性モーメントは物体の回転しにくさ（または回転のとめにくさ）であり，おのおのの物体で固有の値を示す定数である．よって，ネットトルクに比例した角加速度が生じ，関節運動が生じるのである．

$$T = I \times \alpha \quad (T：トルク，I：慣性モーメント，\alpha：角加速度) \quad （式1）$$

　筋によるトルクは関節トルクとも呼ばれており，まさしく筋張力（筋腱粘弾性による張力および関節周囲の軟部組織の粘弾性張力を含む）によるトルクである．

　一番単純な例は，水平なテーブル上で肘関節だけを屈曲させる単関節運動である．摩擦抵抗がないと仮定すれば，ネットトルクは筋トルクと一致する（図Ⅰ-8）．関節運動は動かしたい方向へのネットトルクにより始められる．しかし，物体の慣性により運動している物体はそのまま運動し続けるため，制動するには反対方向へのネット

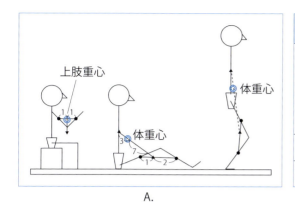

体節	体重比（質量比）
頭部・上肢・体幹（HAT）	0.70
上腕（両側）	0.05
前腕・手部（両側）	0.05
頭部・体幹（両側）	0.60
大腿（両側）	0.20
下腿・足部（両側）	0.10

A. B.

図I-6 体節の重量比と重心の合成（文献3から引用）

A：上肢重心は上腕と前腕手部の重心を結んで1：1に内分する点とする．体重心は大腿と下腿・足部の重心を結んで2：1に内分する点を下肢重心とし，さらにHAT重心と結んで7：3に内分する点とする．
B：体重（質量）を1とした時の各体節の体重比（質量比）を示す．観察による重心の合成においては，目測で内分できる程度の体重比を用いる．

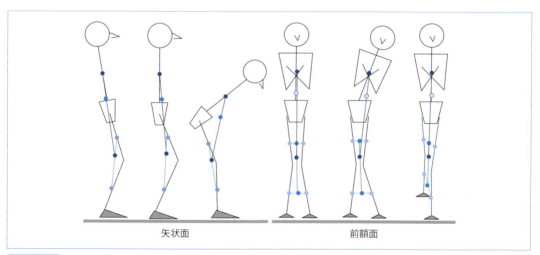

図I-7 体重心の合成

体重心の合成はどこからみてもそのまま投影して求めることができる．ここでは，理解しやすいように矢状面と前額面に分けて体重心の合成例を示している．
左右の下肢が同じ構え（姿勢）で重なって見える場合には1つとして合成することができる．一方，下肢が左右異なる構えである場合，あるいは左右それぞれに観察できる場合には，左右の大腿および下腿・足部をおのおのに合成したのちに，下肢重心を決定する．筋萎縮などで極端に左右の下肢重量に差がないと判断できる場合には，左右の大腿および下腿・足部の重心を結んで，1：1に内分して合成する．

トルクが必要となる．

$$\text{ネットトルク} = \text{筋トルク} \tag{式2}$$

ただし，日常生活では多くが抗重力位での運動であり，単関節運動であっても重力

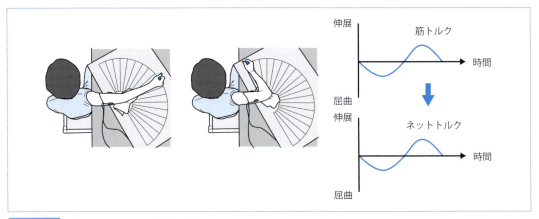

図 I-8 水平面における関節運動

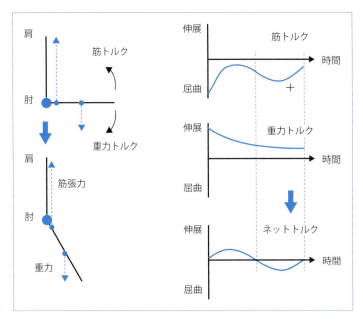

図 I-9 抗重力位での単関節運動におけるネットトルクの構成（文献4から引用）

トルクと筋トルクの和でネットトルクが形成される．ここで，端坐位で肘関節90度屈曲位からゆっくりと伸展運動する場合を考えてみる（図 I-9）．肘関節90度屈曲位で保持している場合には，筋トルク（屈曲トルク）と前腕・手部の重力による重力トルク（伸展トルク）が同じ大きさであり，回転平衡が成り立ち，静止している．

次に自由落下よりもゆっくりと伸展運動させる場合には，筋トルクを小さくして相対的に伸展トルクを大きくする．これにより肘関節は伸展運動を始める．一旦動き始めると，物体は慣性を有しているので，反対のトルクが作用しないと止まらない．したがって，最後に運動を止めるときには筋トルクを重力トルクより大きくすることで，

図 I-10 抗重力位での多関節協調運動（スクワット動作）

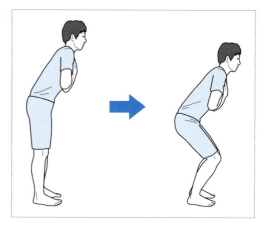

ネットトルクが屈曲トルクとなり，運動は止められる．

$$\text{ネットトルク} = \text{筋トルク} + \text{重力トルク} \quad (式3)$$

ところで，日常動作において単関節運動はまれであり，通常は多関節の協調運動になっている．この場合にはおもに隣接する関節運動による相互作用トルクが加わり，ネットトルクに大きく寄与している．関節運動は体節の運動によって成り立ち，非慣性系，すなわち自分自身の身体をみれば慣性力がトルクを生み出す．その他にも遠心力，コリオリ力によるトルクの総和が相互作用トルクとなる．日常動作としてはスクワット動作（図 I-10）がその代表例となる[5]．

抗重力位における多関節協調運動における筋トルクの大きな役割の一つは，重力トルクを相殺し，除重力位における運動を仮想的に実現することにある．そのうえで，運動の開始と制動を調整するトルクを重力トルクとの関係性の中で生み出している．

$$\text{ネットトルク} = \text{筋トルク} + \text{重力トルク} + \text{相互作用トルク} \quad (式4)$$

さらに，椅子からの立ち上がり動作（図 I-11）などでは，臀部に椅子からの反力が加わり，膝関節および足関節に対する重力トルクを相殺している．これを加えると，ネットトルクは以下で表現することが可能となる[6]．

$$\text{ネットトルク} = \text{筋トルク} + \text{重力トルク} + \text{相互作用トルク} + \text{反力トルク} \quad (式5)$$

観察による運動・動作分析によって，ネットトルクの構成成分別に分析することは極めて困難である．しかし，日常動作遂行の主な姿勢である抗重力位における運動では，筋トルクが重力トルクの相殺に働いていることから，重力トルクから筋トルクをある程度推定することができる．

なお，相互作用トルクの視点でみると，純粋な単関節運動は人体では生じえない．

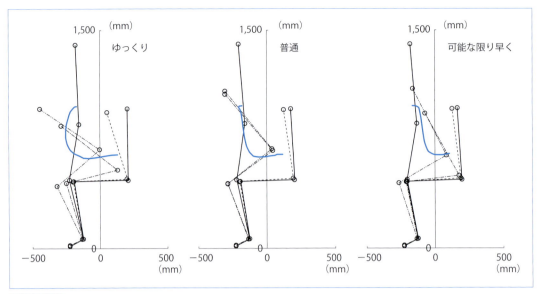

図 I-11 立ち上がり動作における重心軌道とスティックピクチャー

　すなわち，先に挙げた除重力位における肘関節屈曲運動でさえ，前腕・手部の回転運動に伴う相互作用トルクが肩関節に生じるのであり，それを固定（相殺）するための筋活動が生じている．運動学（kinematics）からみた場合には単関節運動の遂行は可能であるが，運動力学（kinetics）からするとその場合にも隣接する関節にトルクが生じることを忘れてはならない．

　ヒトの身体運動をネットトルクの視点から捉えると図 I-12[7]のようになる．身体運動において随意的に調整可能であるのは筋トルクのみであり，外からみると筋腱粘弾性や関節周囲の軟部組織による張力も含まれる．すなわち，基本的にネットトルクは筋トルク，重力トルク，相互作用トルクの総和であり，それによって関節運動が形成され，結果として姿勢が変化する．姿勢が変化すると重力トルク，相互作用トルク，さらには筋腱粘弾性による張力に変化をもたらす．関節運動は筋トルクのみで構成されているという機能解剖学的な捉え方では，本来の運動の成り立ちを考えることはできないので注意が必要である．

③ 運動軌道および運動パターンの形成

　運動軌道を形成する関節運動パターンを考えるときに，座標の次元と関節の運動自由度との関係を知ることが重要である．例えば，二次元座標（水平面で肩関節内外転運動軸を原点）において，手より先にある目標物に孫の手を使って触れようとした場合，

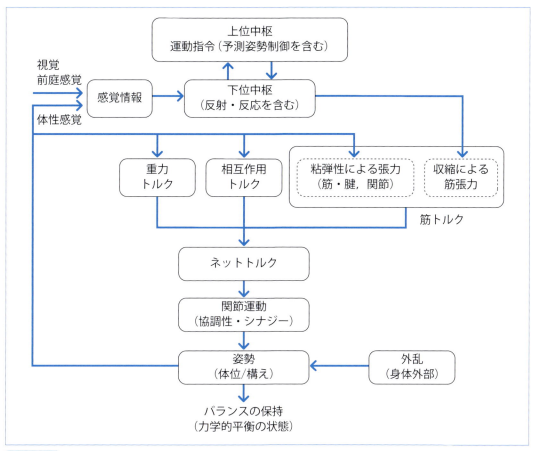

図 I-12 **運動力学からみた関節運動の形成**（文献7から引用，一部改変）

　肩関節内外転運動のみ（運動自由度1）許すと角度は一意に決まる（孫の手の長さは調節可能）．しかし，肘関節屈曲伸展運動も可能として運動自由度2にすると，制約がなければ一意に角度は決まらなくなる．すなわち，図 I-13のように肘関節が過伸展するならば2通りのリーチの仕方が許されるためである．ただし，ヒトでは肘関節の過伸展は解剖学的に制約されているので，座標の次元と運動自由度が同じであっても一意に決まる．一般的には，座標の次元よりも指まで含めると運動自由度は十分に大きいので，同じリーチ動作においても多様な運動パターンをとることが可能となるのである．このことがヒトの「動作の柔軟性（運動等価性）」を補償しているが，逆からみれば，多様な運動パターンからどれを選択するのかが問題となる（Bernsteinの運動自由度問題）．

　歩行での立脚期における下肢の運動パターンはこの特徴を説明するのには良い例である．図 I-14は右下肢の着床初期（初期接地）時における股関節座標（X_h, Y_h）について原点を踵部として表したものである．この場合，矢状面における右下肢の運動自

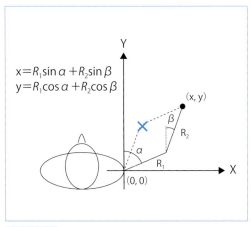

図 I-13 水平面における構えの決定

運動自由度<座標次元：一意に決まる.
運動自由度≧座標次元：解剖学的拘束条件のもとに一意に決まる場合もある.

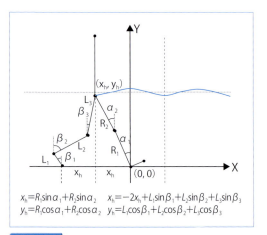

図 I-14 歩行における構え

角度は時計回りをプラスとする.

由度は，股関節屈伸および膝関節屈伸をあわせて2度である．したがって，膝関節の解剖学的制約により一意に関節角度が決まる．しかし，遊脚前期（前遊脚期）にある左下肢においては股関節屈伸，膝関節屈伸，足関節底背屈の3運動自由度となり，一意には決まらないのである．立脚期に多様な運動パターンを示すのはこのためであり，例えば変形性股関節症で股関節伸展制限があると，足関節底屈と膝関節屈曲で歩幅を補償することが可能となる．

　一般的にいえば，正常運動パターンの形成にはエネルギーコスト最小の原理が働いていて，楽に動けることが最優先となっている．これに解剖学的要因とバランスが拘束条件となって運動パターンが決定され，それが日常動作における定型となる．歩行動作が個々人において若干のバリエーションはあるものの，ある一定の運動パターンで形成されているのはそのような理由による（図 I-15）．

　走行や水泳などの周期運動を繰り返すようなものでは，エネルギーコストを呼気ガス分析装置で酸素摂取量を測定することにより求めることが可能である（metabolic cost）．また，歩行における運動エネルギーと位置エネルギーの変換効率を三次元動作解析装置で体重心を測定することにより求めることもできる（mechanical cost）．

　一方，繰り返しのない立ち上がり動作などでは軌道の滑らかさによってコストを評価する[8]．jerk は加速度の微分値であり，snap は jerk の微分値である．通常はこれらの2乗値の積分値を算出し，コストの指標としている．すなわち，運動軌道の滑らかな加速と減速は過剰な筋活動を必要とせず，エネルギー消費を抑えることからコストの良い指標となるのである[9]．

　理学療法において重要であるのは解剖学的要因，バランスに加えて機能低下が運動

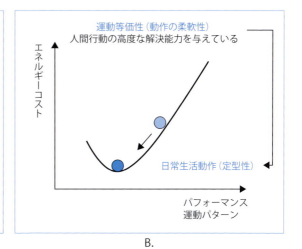

図Ⅰ-15 運動軌道と運動パターンの形成
A：正常では解剖学要因とバランスが拘束条件となるが，臨床では機能低下および機能障害が加わる．
B：拘束条件の許す範囲において同じ目的を達成するために多様な運動パターンを取りうる（運動等価性）が，日常的にはエネルギーコスト最小の原理により効率がよい動作を選択している（定型性）．場合によっては効率よりも速さなどを優先することもでき，何を最適化するのかによって運動パターンも変化する．

軌道や運動パターンの形成における拘束条件になることである．このことから，日常動作における定型的な運動パターンと比較することにより，それからの逸脱の原因を機能低下に帰することが可能となる．

I 総論

3 分析手順

① 日常動作分析

　日常動作は，ある特定の運動パターンにて繰り返し行われる．これを動作の定型性（stereotype）と呼ぶ．しかし，その一方で健常な人々は，異なる運動パターンで同じ目的を遂行することができる．例えば，目の前のテーブルの上にあるコップをつかもうとした際，コップへ向かう指先の運動軌道は多様なパターンをとれる（運動等価性）．この多様性が巧みさとも関連し，自分とコップの間に障害物があったとしても，コップをつかむことができるのである．

　運動・動作分析に当たり，初めに観察者が知っておくべきことは，日常動作の定型性についてである．起き上がり動作（背臥位から長坐位）を観察する場合，健常者がどのような運動パターンをとるのか知らなければ，それ以上の分析はできない．動作は通常，「いつも通りに起き上がってください」という指示から始められる．運動軌道および動作パターンを観察するとともに，所要時間（運動時間）を測定する．運動パターンが健常者において最も出現率の高いものであったなら，所要時間と照らし合わせる．所要時間が正常範囲内であれば多くの場合は問題がない．もし，所要時間が延長しているようであれば，それ自体が機能障害（機能低下）を疑わせる所見となる（図Ⅰ-16）．

　一方，運動軌道・運動パターンが健常者において最も出現率の高いものでない場合，その時点で機能障害（低下）が疑われる．ただし，その運動パターンが健常者による多様性の範囲であるか判断する必要がある．同じ運動パターンであっても所要時間などを考慮し，慎重に機能低下がないかを判断する（図Ⅰ-16）．

　ここでは，健常者における同一課題に対する定型性について，次のような仮説を立てる．すなわち，通常，運動パターンはエネルギーコスト最小の原理が働いて，多くの場合，運動軌道は解剖学的制約条件のもとで最短になるということである．したがって，健常者が取りうる運動パターンの中で最も多く選択されるものは解剖学的制約条件のもとに運動軌道を最短にするパターンであり，これまでの基礎的データはそれを裏づけている．

　本書で焦点をあてる日常動作（起き上がり動作，立ち上がり動作，前方歩行）では，

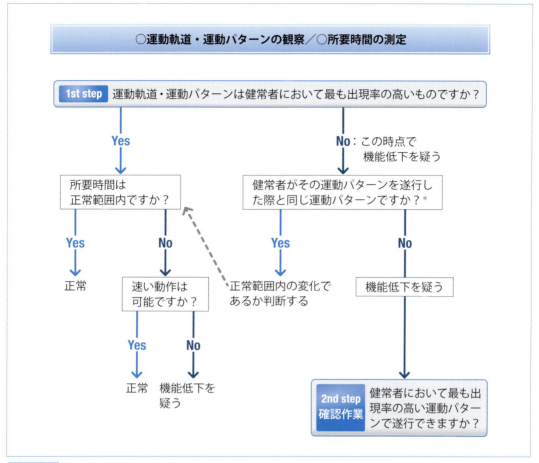

図Ⅰ-16 日常動作分析における分析手順

* 背臥位からの起き上がり・立ち上がり動作などは健常成人においても運動パターンに多様性がみられる動作であり、ここでの判定が必要となる。一方、歩行など基本的に運動パターンが定型性を示す動作の場合には、この判断は一律に「No」となる。

とくに起き上がり動作において多様性がみられる。すなわち、最も多い運動パターンは体幹の非回旋パターンであり、次には回旋パターンである。側臥位を経て長坐位となる回転パターンは若年健常者ではまず観察されない。

健常者における基礎的データについては、『日常生活活動の分析 身体運動学的アプローチ』[9]も参照されたい。

2 日常動作分析における要点と基準データ

① 背臥位から長坐位への起き上がり動作

開始姿勢の観察から始める．左右上下肢の対称性などに着目し，安静臥位に異常がみられないか確認する．その後，運動パターンの観察および所要時間の測定に入る（**表Ⅰ-2**）．

本動作における運動パターンを**表Ⅰ-3**[10]に示す．健常若年成人において，この動作の運動パターンの出現率をみてみると，非回旋パターンが55.9％と最も多い．非回旋パターンは上肢の使い方で2種類に分けられる．1つは両上肢で床面を押したの

表Ⅰ-2 背臥位からの起き上がり動作分析の要点

観察ポイント	説　明
1. 全　体	最も多い運動パターンは体幹の非回旋パターン 背臥位姿勢は動作に影響を与えるので十分な観察が必要 とくに姿勢の左右対称性を観察すること
2. 所要時間	普通：4秒未満　速く：3秒未満
3. 重心軌道	前額面：体幹の非回旋パターンで左右への偏位はない．体幹回旋パターンにおいても左右方向への偏位はわずか 矢状面：頸部・体幹の屈曲に伴う前上方への移動から始まり，股関節屈曲に伴う前上方への移動
4. 関節運動	運動開始における頸部・体幹の屈曲が滑らかな重心移動のために重要

表Ⅰ-3 起き上がり動作における運動パターンの分類と所要時間（n＝68）（文献10から引用）

運動パターン	出現率（％）	所要時間（s）
①体幹：非回旋（対称性） 　上肢：リーチまたは対称性の押し	普通：55.9 速く：66.2	普通：2.4±0.3 速く：1.4±0.2
②体幹：回旋（部分的） 　上肢：押しとリーチ	普通：44.1 速く：33.8	普通：2.4±0.3 速く：1.5±0.2
③体幹：回旋・回転（側臥位経由） 　上肢：一側または両側上肢による押し	普通：0.0 速く：0.0	普通：2.8±0.3 速く：1.8±0.2

＊被験者情報：健常若年成人68名，年齢20.1±0.9歳，身長164.4±8.2cm，体重57.7±8.8kg．
＊出現率：検査者が運動パターンを指示しないで，被験者に動作を行わせた際に選択されたパターンの割合．
＊所要時間の測定：検査者が運動パターンを指定して行わせた．開始を身体の一部が動き出した時点とし，終了を止まった時点とする．

図Ⅰ-17 背臥位からの起き上がり動作における各運動パターンの典型例

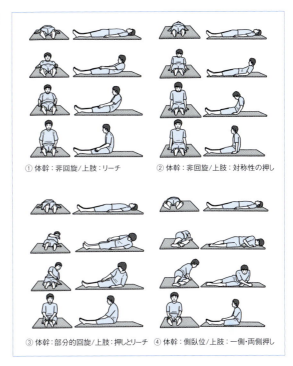

①体幹：非回旋/上肢：リーチ　②体幹：非回旋/上肢：対称性の押し
③体幹：部分的回旋/上肢：押しとリーチ　④体幹：側臥位/上肢：一側・両側押し

ちに前方へリーチするパターン，もう1つは始めから前方へリーチするパターンである．次に回旋パターンであり，出現率は44.1%と決して低くない．ここで，注意すべき観察ポイントは運動開始直後の頸部および上部胸部の屈曲運動である．なぜなら，それらは滑らかな重心移動と関連しており，非回旋パターン，回旋パターンをとっていても，その運動の欠如は機能低下のサインである．また，重心移動が滑らかに進む場合には下肢が床から離れる（浮く）ようなことはなく，これもまた機能低下のサインである．

一方，日中の活動性の高い時間帯では側臥位を経由する起き上がり動作はみられない．ただし，日常生活の多様な場面では側臥位を経由する運動パターンをとることも否定できないことは留意しておくべきである（運動の多様性）．

健常者が回旋パターンや側臥位を経由した起き上がりを行う際には，上肢は床を短い時間押し，反動を利用してすばやく起き上がる．側臥位を経由しても手掌を肩から顔にかけての高い位置につくことはない（**図Ⅰ-17**）．体幹の可動性や筋力が低下した場合には側臥位を経由し，手を高い位置について押し上げる運動がみられ，所要時間は大幅に延長する．

以上の多様性を考慮して，健常若年成人での各運動パターンの所要時間は**表Ⅰ-3**に示すとおりである．平均値＋2×標準偏差を超える場合には「遅延」とすると，「普通」では4秒が基準値となる．ただし，ここでは臨床での判定を考慮して基準値を整数値とした．

② 長坐位から立位への立ち上がり動作（床からの立ち上がり動作）

開始姿勢の観察から始める．左右対称性，体幹，上下肢の構え（姿勢）などに着目し，長坐位姿勢に異常がみられないか確認する．その後，運動パターンの観察および所要時間の測定に入る（**表Ⅰ-4, 5**）．

本動作における運動パターンの分類について**表Ⅰ-6**に示す．Van Sant の背臥位からの立ち上がり動作の分類を修正して用いた．上肢4種類，下肢5種類，体幹3種類である．

健常若年成人（82名）における，この動作の運動パターンの出現率は，通常の速度では体幹・対称性（Ⅲ），上肢・対称性押し（Ⅲ），下肢・非対称性（Ⅲ）が35.4％と

表Ⅰ-4 長坐位からの立ち上がり動作分析の要点

観察ポイント	説　明
1. 全　体	最も多い運動パターンは体幹運動の非回旋パターン 長坐位姿勢は動作に影響を与えるので十分な観察が必要 とくに脊柱，骨盤，股関節，膝関節は柔軟性低下の影響が出やすい姿勢
2. 所要時間	普通：4秒未満　速く：3秒未満
3. 重心軌道	前額面：下肢および体幹の対称性パターンでは左右への偏位はない 矢状面：対称性パターンでは下肢屈曲に伴うわずかな後上方への重心移動に始まり，臀部離床に伴う前上方への移動，さらに下肢伸展に伴う上方への直線的な移動が生じる．初期の前後への偏位はみられるが，巨視的には滑らかな上方への重心移動
4. 関節運動	対称性のパターンをとるためには下肢の十分な可動域が必要．とくに膝関節は踵が臀部につくこと，足関節においては十分な背屈が必要となる

表Ⅰ-5 長坐位からの立ち上がり動作（体幹運動パターン別の所要時間）

至適速度				最大速度			
	人　数	出現率（％）	所要時間（s）		人　数	出現率（％）	所要時間（s）
FR	1	1.2	3.1	FR	1	1.2	2.5
PR	27	32.9	2.7±0.5	PR	24	29.3	1.6±0.4
S	54	65.9	2.7±0.4	S	57	69.5	1.3±0.3

＊健常若年者が日常活動時間帯においてFRパターンをとるのは極端な肥満体型である場合などに限られる．
＊被験者情報：健常若年者82名，年齢19.4±0.8歳，身長164.4±8.2cm，体重57.7±8.8kg．
＊梁川，藤澤らによる未発表データ．
＊FR：full rotation pattern，PR：partial rotation pattern，S：symmetrical pattern．

表 I-6　長坐位からの立ち上がり動作における運動パターン分類

	運動パターン	内容
上肢	I．push and reach to symmetrical push	・一側上肢を骨盤の横に置く ・他方の上肢は体幹を横切るように伸ばし，手を床面に置く ・両手で床面を押し，肘を伸展した肢位をとる ・両上肢はその後持ち上げられ，バランス維持のために使用される
	II．push and reach	・一側上肢を骨盤の横に置く ・他方の上肢は動作の間を通してバランスを維持するために伸ばされる ・支持上肢は床面を押して伸展した後，持ち上げられ，バランス維持のために使用される
	III．symmetrical push	・両側上肢は骨盤横の床面にそれぞれ置かれる ・両手は床面を押した後同時に持ち上げられ，バランス維持のために使用される
	IV．symmetrical reach	・両手は前方に伸ばされ，体幹の動きをリードする ・両手は動作の間を通して，バランス維持のために使用される
下肢	I．plantigrade	・両下肢を一方に屈曲，回旋させる ・その後，両足底を床面に付けて股関節と膝関節を屈曲した姿勢（高這い位）となる ・両下肢を垂直に伸展する
	II．half kneel	・両下肢は体幹に向かって近づき，非対称性に交差して片足の足部と反対側の大腿部が床面につく ・体幹は両下肢を中心に回旋し，重心は一側の大腿部から膝へと移動して，片膝立ち位となる ・その後，重心は反対側の足部に移動し，両下肢は伸展する
	III．asymmetrical squat	・一側あるいは両下肢が体幹に向かって近づき，非対称性あるいは対称性に交差して両足底部が床面につく ・両下肢（一側が伸展している場合は一側下肢）は床を押して伸展位となる ・下肢の交差や非対称性は，この伸展期に分回しやステップをすることで修正される
	IV．symmetrical squat with balance step	・両下肢は同時期かつ対称的に屈曲し，両足底部が床面につく ・両足部の位置が調整された後，両下肢は伸展しステップやホップをしながらまっすぐになる
	V．symmetrical squat	・両下肢は踵が臀部に近づくまで対称性に屈曲する ・重心が臀部から足部に移動し，その後両下肢は垂直に伸展する
体幹	I．full rotation, abdomen up	・頭部と体幹は一側に屈曲・回旋する ・回旋は腹部が床面を向く（接することなしに）まで継続する ・その後，骨盤は肩甲帯の高さまで（あるいはそれ以上）挙上する ・その肢位から脊柱が垂直に伸展する ・体幹の回旋は伴うことも伴わないこともある
	II．partial rotation	・頭部と体幹の屈曲・回旋により体幹が一側方向を向き，体幹は垂直面に対して軽度前方に傾斜する ・体幹は回旋を伴うことなく垂直に伸展する
	III．symmetrical	・頭部・体幹は垂直線を越えるまで前方に対称性に屈曲する ・脊柱はその後伸展し，対称性の直立位となる

最も多い（**表 I-7**）．可能な限り速くすると，体幹・対称性（III），上肢・対称性押し（III），下肢・対称性（V）の45.1％と最も多くなる．高這い位や片膝立ち位を経由するような体幹Iの運動パターンをとることは健常若年成人においては極めてまれである．ただし，健常成人においても運動パターンに多様性が認められるため，体幹運動パターンによって集約し，所要時間の参考とする（**表 I-5**）．ここでも，平均値＋2×

表 I-7 長坐位からの立ち上がり動作における運動パターンの人数と所要時間

至適速度						最大速度					
上肢	下肢	体幹	人数	出現率(%)	所要時間(s)	上肢	下肢	体幹	人数	出現率(%)	所要時間(s)
I	II	I	1	1.2	3.1	I	II	I	1	1.2	2.5
II	II	II	2	2.4	3.2 ± 0.6	II	II	II	2	2.4	2.7 ± 0.3
II	III	II	19	23.2	2.6 ± 0.4	II	III	II	14	17.1	1.4 ± 0.2
II	IV	II	2	2.4	2.9 ± 1.1	II	IV	II	3	3.7	1.7 ± 0.2
II	V	II	4	4.9	2.5 ± 0.3	II	V	II	5	6.1	1.7 ± 0.2
III	III	III	29	35.4	2.7 ± 0.4	III	III	III	12	14.6	1.4 ± 0.2
III	IV	III	6	7.3	2.7 ± 0.5	III	IV	III	4	4.9	1.2 ± 0.2
III	V	III	15	18.3	2.7 ± 0.3	III	V	III	37	45.1	1.2 ± 0.2
IV	II	III	1	1.2	3.4	IV	III	III	2	2.4	2.4 ± 0.4
IV	III	III	1	1.2	2.8	IV	IV	III	1	1.2	1.9
IV	IV	III	1	1.2	3.2	IV	V	III	1	1.2	1.5
IV	V	III	1	1.2	2.8						
全体			82	100.0	2.9 ± 0.3	全体			82	100.0	1.8 ± 0.5

※ I〜Vの分類は表 I-6 の運動パターンに従う.

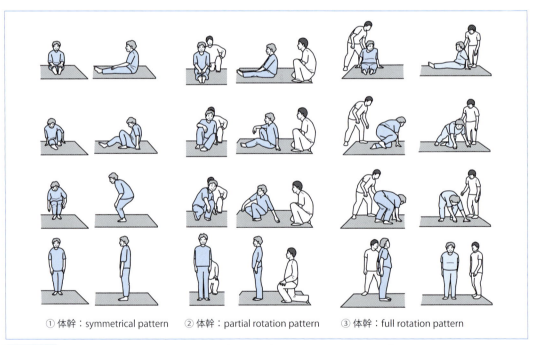

① 体幹:symmetrical pattern　② 体幹:partial rotation pattern　③ 体幹:full rotation pattern

図 I-18 長坐位からの立ち上がり動作(体幹運動パターン別,典型例)
各運動パターンを明確に示すため,高齢者の動作を示した.

標準偏差(上限値)を超える場合には遅延とすると,「普通」では4秒が基準値となる.体幹パターン別の例を図 I-18 に示す.

③ ベッドでの起き上がり動作（背臥位から椅坐位）

開始姿勢の観察から入る．左右上下肢の対称性などに着目し，安静臥位に異常がみられないか確認する．その後，運動パターンの観察および所要時間の測定に入る（表Ⅰ-8）．

本動作における若年健常者の運動パターンは定型的であり，起き上がる方向へ体幹をわずかに側屈・回旋した後，on elbow にて身体全体を回転させて上体を起こす[11]．この時，体幹・下肢を一体化させ，体重心線を圧中心に一致させてわずかな力によって回転を引き起こすのが特徴である（図Ⅰ-19）．肘をつく（on elbow）のも反動を利用するために短時間ベッドを押す程度である．体幹・下肢を一体化させるための筋力や協調性が低下している場合には，側臥位を経由してHATを両側上肢の伸展力で持ち上げる運動が観察され，手や肘のつく位置も高いことが特徴となる（図Ⅰ-20）．

本動作の所要時間を左右方向別に示す（表Ⅰ-9）[11]．普通（通常）の速度で起き上がるよう指示した際に，左右とも平均値＋2×標準偏差は5秒を超えない．可能な限り速く運動するよう指示するとその値は4秒未満となる．

表Ⅰ-8 ベッドからの起き上がり動作分析の要点

観察ポイント	説　明
1. 全　体	背臥位姿勢は動作に影響を与えるので十分な観察が必要 体全体を1つのものとして回転できることが滑らかな重心移動のポイントであり，そのためには体幹・下肢の協調的な筋収縮が必要
2. 所要時間	普通：5秒未満，速く：4秒未満　→他の動作と比較して個人差が大きい
3. 重心軌道	前額面：体幹の回旋・側屈に伴い，下肢をおろす側への移動が生じる 矢状面：体幹の回転が伴うため観察する視点が変化するが，重心移動は他の動作と比較して短く，体幹・下肢の変化により上下方へ移動する
4. 関節運動	他の動作と比較して，滑らかな重心移動のために，体幹の側屈運動が必要

表Ⅰ-9 ベッドからの起き上がり動作における所要時間（n＝64）（文献11から引用）

方向/速度	普通（S）	速く（S）
左方向	3.54 ± 0.64	2.40 ± 0.31
右方向	3.57 ± 0.64	2.37 ± 0.36

＊被験者情報：健常若年者64名，年齢19.4 ± 0.5歳，身長163.8 ± 9.1cm，体重57.4 ± 8.3kg．

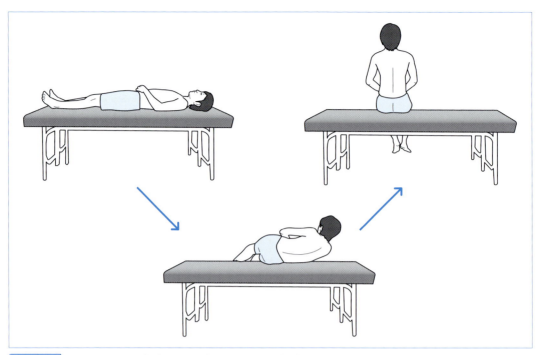

図Ⅰ-19 ベッドからの起き上がり動作における典型例

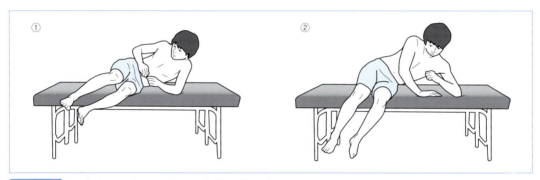

図Ⅰ-20 起き上がり動作における上肢の使い方
① 健常成人では肘を軽くつき反動を利用する.
② 体幹筋力など低下すると上肢を高い位置につく.

④ 椅子からの立ち上がり動作

椅子からの立ち上がり動作では，初めに椅子の高さと下腿長の相対関係を観察すべきである．下腿長は，ここでは床面から腓骨頭の高さ（鉛直方向に平行とした場合の長さ）とし，椅子の高さとの差を把握する（表Ⅰ-10）．

次に開始姿勢を観察する．鉛直軸に対して下腿傾斜角を適切にとることは，滑らかな立ち上がり動作に必要な要素であるが，障害がある場合には構え（姿勢）を適切にとることができない．表Ⅰ-11[12]には，座面高（下腿長との差で表示）と下腿傾斜角（開始肢位）の関係を示す．ここでは，日常生活を想定して，座面高を下腿長（床面～腓骨頭），下腿長＋5cm，下腿長－5cmの3種類とした．

表Ⅰ-10 椅子からの立ち上がり動作分析の要点

観察ポイント	説　明
1. 全　体	通常は運動量戦略をとる 坐位姿勢は動作に影響を与えるので十分な観察が必要 とくに動作途中で支持基底面が変化するので，足の位置が重要であり，下腿傾斜角で相対的位置関係をみることができる
2. 所要時間	普通：4秒未満
3. 重心軌道	前額面：左右どちらかに偏位する場合には機能障害のサイン 矢状面：前下方へ移動した後，わずかな前方移動を伴い上方へ移動．大きく前方へ膨らむ場合は機能低下のサイン
4. 関節運動	立ち上がりの関節運動は定型的であり，条件によって振幅が調整されている．基本的な運動パターンを理解し，それからの逸脱を観察する
5. 上肢の補助	一般的な条件においては健常者では上肢を補助として用いない．補助として押し，引きを使う場合には機能低下のサインである

表Ⅰ-11 座面高と下腿傾斜角および所要時間の関係（文献12から引用）

座面高	下腿傾斜角	所要時間
下腿長＋5cm (high)	15.3 ± 4.8	2.3 ± 0.5
下腿長 (normal)	16.0 ± 5.7	2.3 ± 0.5
下腿長－5cm (low)	19.0 ± 5.5	2.5 ± 0.6

＊被験者情報：健常若年者20名，年齢20.0 ± 0.7歳，身長163.2 ± 6.9cm，体重58.3 ± 6.6kg，下腿長39.3 ± 1.6cm．
＊下腿長：下腿長軸を鉛直とし，床面から腓骨頭の距離を測定．

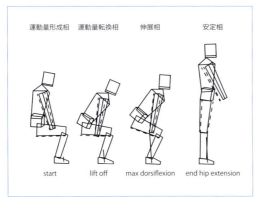
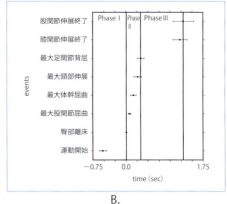

図 I-21　椅子からの立ち上がり動作の相分類（文献 13 から引用）
A. 各相（phase I〜IV）の定義と関連する events（lift off：臀部離床，max dorsiflexion：最大足関節背屈，end hip extension：股関節伸展終了）を示している．
B. A. の events に加えて，最大股関節屈曲（maximum hip flexion），最大体幹屈曲（maximum trunk flexion），最大頸部伸展（maximum head extension），膝関節伸展終了（full knee extension）の時期を示している．

　上記のチェックを済ませた後，重心軌道・運動パターンの観察と所要時間の計測となる．初めに，立ち上がり動作の kinematics [13] をまとめる（図 I-21）．矢状面における体重心の軌道は，運動開始とともに前下方へ移動する．これは股関節屈曲運動によるHAT重心の移動によるものである（図 I-21，phase I）．続いて臀部離床とともに体重心は滑らかな曲線を描きながら上昇へと転じる．これは，臀部離床後に足関節背屈運動，膝関節伸展運動，股関節伸展運動が協調することにより可能となる（図 I-21，phase II）．ただし，臀部離床後の体重心の十分な前方移動には足関節背屈が寄与している．その後，足関節は底屈運動へと転じ，股関節および膝関節伸展と協調して体重心の上昇に寄与する（図 I-21，phase III）．健常若年成人では立位での支持基底面内に体重心線が入る前に臀部離床が生じ，これを運動量戦略（momentum strategy）と呼ぶ．十分に速い股関節屈曲運動を行うことでHATの慣性力を体重心の上昇に利用するものである．言い換えれば，運動エネルギーを位置エネルギーへ効率よく変換して立ち上がっている．一方，バランス能力や筋力低下が生じると，立位での支持基底面に体重心線を入れ，安定した状態をつくり出してから上昇へ転じるようになる．これを安定戦略（stabilization strategy）と呼ぶ．

　前額面の体重心軌道は個人差がみられるものの，平均的には左右対称である．phase I の股関節屈曲に伴い，体重心は下方へ移動し，phase II から phase III で上昇へ転じ，左右への偏位はない．下肢筋力低下などで安定性限界に左右差がある場合には，体重心軌道は偏位するので十分に気を付けて観察すべきである．このように，立ち上がり動作では体重心の観察が欠かせない．運動戦略の型を判定するうえでは矢状

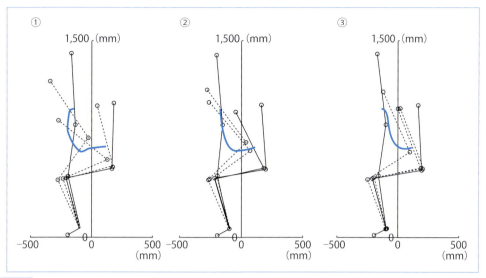

図Ⅰ-22 椅子からの立ち上がり動作における重心軌道と関節運動（文献14から引用）
座面高：下腿長，① ゆっくり，② 普通，③ 速く．

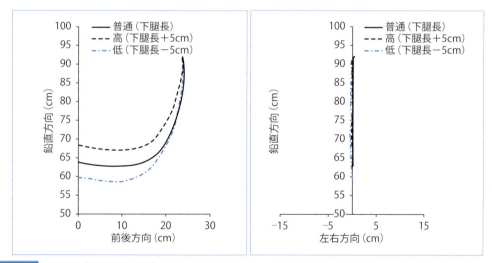

図Ⅰ-23 座面高毎の重心軌道

面での重心軌道を，左右差をみる際には前額面での重心軌道を推定することが肝要である．

　矢状面の重心軌道に影響を与える要因としては，速度因子[14]と座面高[12]が重要である．速度が遅い場合には前下方への膨らみが大きく，速くなるにつれ上方への移動が早くなる（図Ⅰ-22）[14]．一方，座面高の影響については，初期値が変わるものの，臀部離床までの軌道は互いに平行である（図Ⅰ-23）．また，それを形成する関節運動

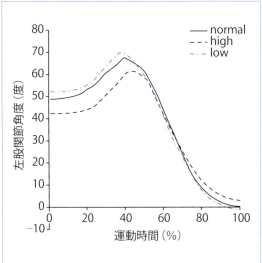
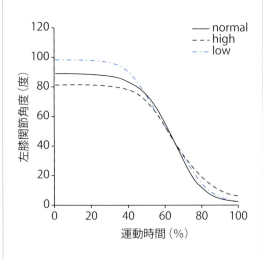
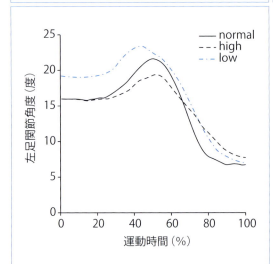

図 I-24 座面高毎の関節角度変化（文献12から引用）

についても振幅の変化はあるものの，基本的な運動パターンは類似している（図I-24）[12]．

所要時間については各座面高で大きな差はない．基本的には4秒を超えた場合に遅延と判断する（表I-10）．また，参考までに立ち上がり動作におけるトルクと各構成要素についてのデータを図I-25[6]に示す．

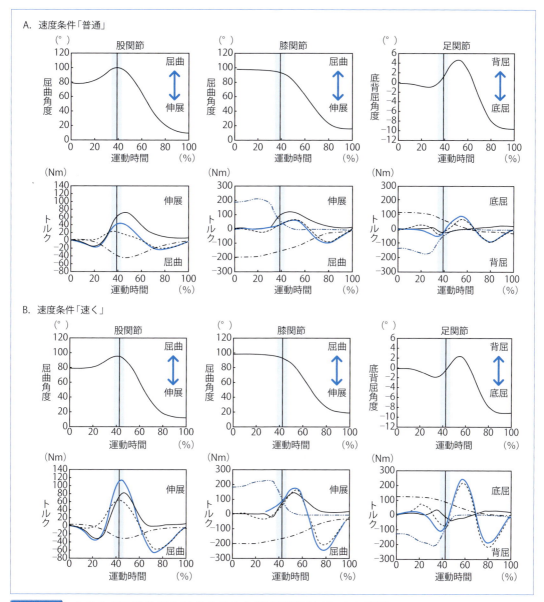

図 I-25 立ち上がり動作におけるトルクと構成要素（文献6から引用）
ネットトルク ──，筋トルク ──，重力トルク ──・──，相互作用トルク ------，椅子からの反力トルク ──・・──．

⑤ 歩　行

　歩行では開始姿勢の観察から始める．健常者においても静止立位における下肢アライメントは歩容に影響を与える．静止立位の下肢アライメントは3分類できる．X脚（knock-knees），正常（ideal alignment），O脚（bowlegs）である（図Ⅰ-26）．O脚では大腿・下腿が外側へ回旋し，歩行時には股関節外旋傾向となる．一方，X脚では大腿・下腿が内側へ回旋し，歩行時には股関節内旋傾向となる．健常者における歩容のバリエーションをしっかりと知る必要がある．

　次に重心軌道・運動パターンの観察（表Ⅰ-12）と所要時間の計測（10m歩行テスト）となる．10m歩行テストでは歩幅（重複歩距離）および歩行率の算出も重要である（表Ⅰ-13）．歩行においては重心軌道（図Ⅰ-27, 28）および運動パターン（図Ⅰ-29〜32）に速度依存性があり，1つの歩行速度における運動パターンを基準としてすべてを比

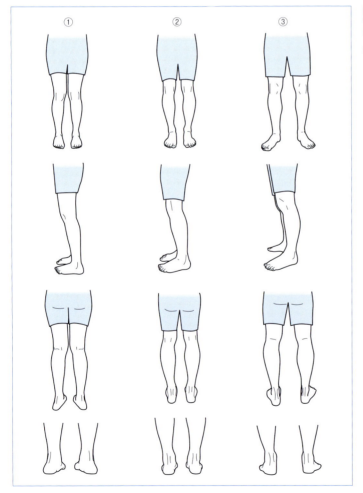

図Ⅰ-26 静止立位における下肢アライメント
① X脚，② 正常，③ O脚．

表 I-12　歩行分析の要点

観察ポイント	説　明
1. 全　体	立位姿勢は歩容に影響を与えるので十分な観察が必要 歩容は速度によって変化するので，速度毎に健常者の歩容と比較することが必要．歩容から推測できることには限界があることを理解すべきである．歩容が正常であっても，速い速度で歩けない場合には，推進力を生み出す機構に障害があると推定できる
2. 重心軌道	前額面：左右対称（遅い速度では左右振幅大，速い速度では上下振幅大） 矢状面：立脚中期にピークを示す二峰性であり，前後対称
3. 歩　幅	左右の歩幅はほぼ等しい．明らかな左右差がある場合には機能低下のある可能性が高い
4. 関節運動	重心軌道，歩幅を形成している関節運動の観察．速度変化を考慮
5. 歩行速度	普通に歩くよう指示すると 60 m/min を下回らない
6. 歩行比	歩行率と歩幅の比は平均で 0.006 付近となる．歩行率と重複歩距離との比では，おおよそ 2 倍の 0.012 付近となる．ただし，個人差が大きいことは考慮すべきである．パーキンソニズムにおける小刻み歩行の判定には有用

表 I-13　各歩行速度における歩幅，歩行率および歩行比（文献 15 から引用）

設定速度	歩行速度（実測） m/s	歩　幅 cm	歩行率 steps/min	歩行比 m・min/step
0.25 m/s	0.27 ± 0.03	37.2 ± 9.6	45.2 ± 11.0	0.0092 ± 0.0049
0.50 m/s	0.51 ± 0.03	50.5 ± 10.0	62.9 ± 11.3	0.0086 ± 0.0034
0.75 m/s	0.75 ± 0.03	54.5 ± 7.2	83.3 ± 10.9	0.0068 ± 0.0019
1.00 m/s	1.02 ± 0.04	61.5 ± 8.6	100.8 ± 10.8	0.0063 ± 0.0021
1.25 m/s	1.26 ± 0.04	68.5 ± 10.0	111.9 ± 13.0	0.0064 ± 0.0021
1.50 m/s	1.51 ± 0.04	72.7 ± 7.9	125.3 ± 10.7	0.0059 ± 0.0013

＊被験者情報：健常若年者 26 名，年齢 19.4 ± 1.2 歳，身長 165.4 ± 8.4 cm，体重 60.9 ± 11.5 kg．

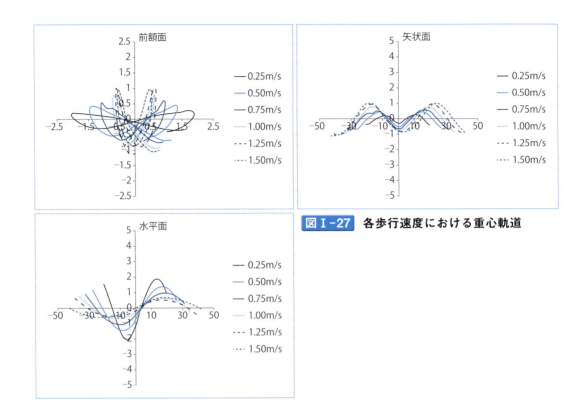

図 I-27 各歩行速度における重心軌道

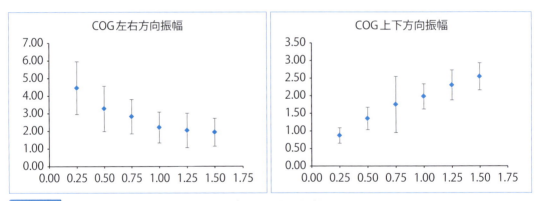

図 I-28 各歩行速度における左右および上下方向の振幅
横軸：歩行速度（m/s），縦軸：振幅（cm）．

較するのは危険である．速度に応じた関節角度の変化を知る必要があり，それをもとに対象者と比較しなければならない（**表 I-12**）．

それでは，個々の指標について説明する．体重心の観察は前額面，矢状面の2方向から行う．前額面においては，低速歩行では体重心は左右対称的で側方に広い8

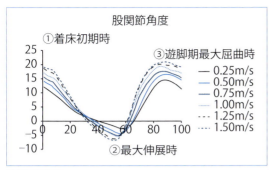
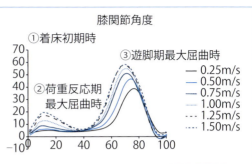

図Ⅰ-29 各歩行速度における下肢関節の運動（矢状面）

横軸：歩行周期を100％として基準化，縦軸：関節角度（度）．プラスが屈曲・背屈

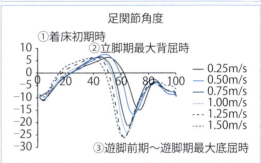

の字を描き，速度が増すに従い左右方向への振幅から上下方向の振幅が大きくなる（図Ⅰ-27, 28）．速度1.0m/s付近を境界として，振幅の大きさが逆転することは観察のポイントとなる．一方，矢状面での観察では，一貫して二峰性の重心軌道を描き，速度の増加に依存して振幅が大きくなる．

重心軌道を形成する関節運動について説明する．股関節は速度によらず着床初期（初期接地）に屈曲位で入り，立脚期に最大伸展位となり，遊脚期に最大屈曲位となる．遊脚後期には引き戻し（わずかな伸展運動）がみられることには注意が必要である．また，着床初期（初期接地）時の屈曲角度および立脚期の最大伸展角度は速度の増加に伴い大きくなる．加えて，最大伸展位となる時期は速度増加に伴い早まる（図Ⅰ-29, 30）．

膝関節は二重膝機構（double knee action）と呼ばれる二峰性の屈曲運動が特徴である．速度の増加に伴い，荷重反応期（荷重応答期）および遊脚初期の両方ともに振幅が大きくなる．しかし，低速では荷重反応期の膝屈曲運動は定型的にはみられなくなり，この時期の屈曲運動の消失は正常範囲内の変化である．一方，速度1.0m/s以上では最大膝屈曲位となるタイミングのばらつきが極端に小さくなり，double knee actionの定型化が明確となる（図Ⅰ-29, 31）．また，速度の増加に伴い，遊脚期における最大膝屈曲のタイミングは徐々に早まる．膝関節最大屈曲角度は足関節最大底屈角度と関係があり，速度増加に伴うpush offが正常に行われていることが，正常な遊脚期の振り出しの形成に重要となる．

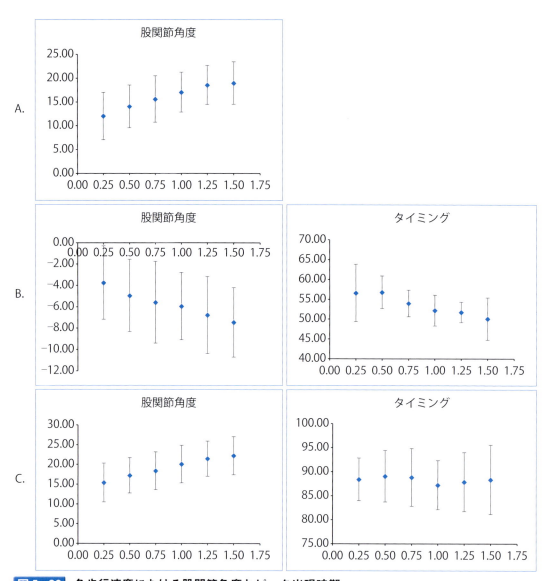

図 I-30 各歩行速度における股関節角度とピーク出現時期

左段縦軸:関節角度(度)[正:屈曲,負:伸展],右段縦軸:時期(%),横軸:歩行速度(m/s).
A. 着床初期時,B. 最大伸展時,C. 遊脚期最大屈曲時.

　　　　足関節は立脚終期から遊脚前期(前遊脚期)にかけての底屈運動による push off で速度依存性が認められる.速度増加に伴い,最大底屈角度の増加とそのタイミングが早まる(図 I-29, 32).その一方で,着床初期時の足関節角度および立脚中期の最大背屈角度は速度に依存しないことは注意すべき点である.
　　　　前額面における観察ポイントとしては,速度の増加に伴い骨盤の側方移動が減少することと,骨盤の挙上は健常成人では認められないことに留意する必要がある.低

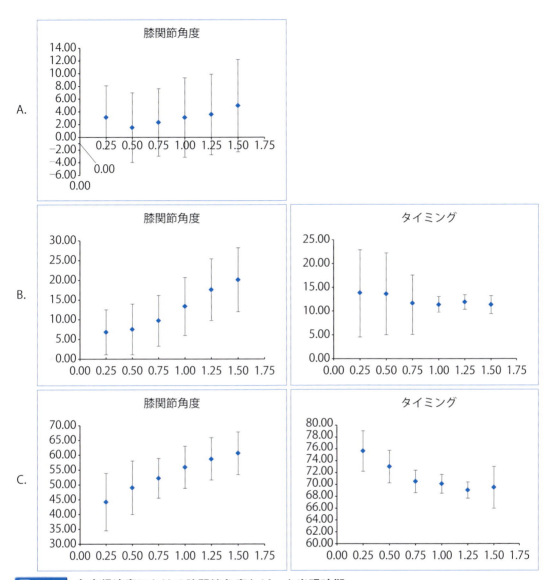

図Ⅰ-31 各歩行速度における膝関節角度とピーク出現時期
左段縦軸：関節角度（度）{正：屈曲，負：伸展}，右段縦軸：時期（％），横軸：歩行速度（m/s）．
A．着床初期時，B．荷重反応期最大屈曲時，C．遊脚前期〜遊脚期最大屈曲時．

速度での左右への重心軌道の形成には，股関節内転・外転運動と足部での回内・回外運動の寄与が大きい．また，歩行における関節運動はほぼ左右対称であり，その結果として歩幅に顕著な左右差はみられない．左右差がみられる場合にはなんらかの機能障害があることを疑う．

　歩行における所要時間は速度へ換算して判断する．健常若年成人に対して「快適な速度で歩いて」と指示すると，単位距離当たりのエネルギーコストが小さくなる60〜

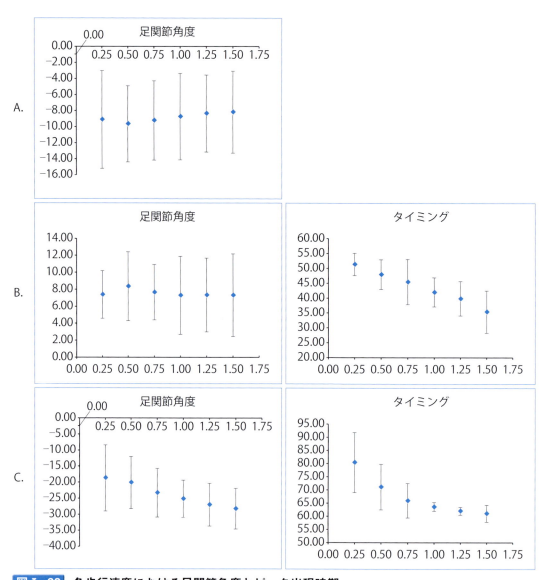

図 I-32 各歩行速度における足関節角度とピーク出現時期
左段縦軸：関節角度（度）{正：背屈，負：底屈}，右段縦軸：時期（%），横軸：歩行速度（m/s）．
A．着床初期時，B．立脚期最大背屈時，C．遊脚前期〜遊脚期最大底屈時．

90m/min（1.0〜1.5m/s）の速度で歩行する．これより遅い場合には低下と判断し，次の段階として速く歩くことが可能か否か再度計測する．また，10m歩行テストなどでの歩行速度の計測では，歩行率で歩幅を除した歩行比が重要となる．歩幅が左右対称であっても，歩行比が0.006より顕著に離れていれば機能低下を疑う．ただし，低速歩行では歩行比が大きくなるので，判断には注意が必要である（**表 I-13**）[15]．

通常速度の歩行における筋トルク[16]（関節トルク）（**図 I-33**）および筋活動の特

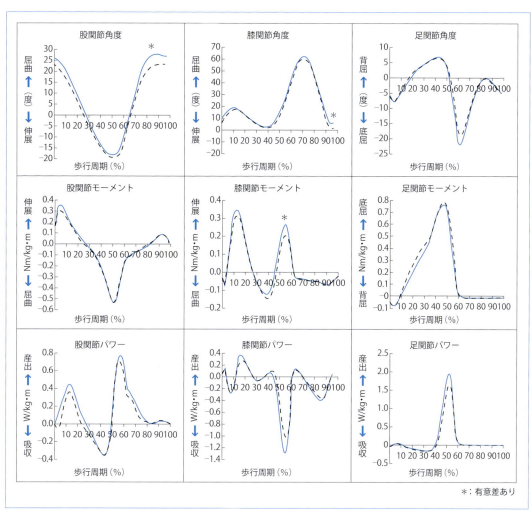

図I-33 歩行における関節角度，関節モーメント，パワー（文献16から引用）
青実線は女性（49名），点線は男性（50名）．被験者の年齢は20〜39歳．

徴[17]（図I-34）を以下に説明する．

　着床初期から荷重反応期には，減速に伴い慣性により体幹が前方へ傾斜しないように股関節伸展トルクが生じ，大殿筋やハムストリングの活動が高まる．膝関節では下方への体重心の減速を滑らかにするために伸展トルクを発揮しながら屈曲運動が行われ，大腿四頭筋の活動が高まる．足関節でロッカー機構を実現するために，背屈トルクを発揮しながら緩徐な底屈運動が生じ，前脛骨筋や足趾伸筋群の活動が高まる．

　立脚中期には片脚立位となるため，股関節外転トルクが大きくなり，中殿筋，大腿筋膜張筋，小殿筋の活動が高まる．また，この相では股関節は伸展運動を続けるが，歩行周期の30%付近で伸展トルクから屈曲トルクへと変化する．すなわち，股関節

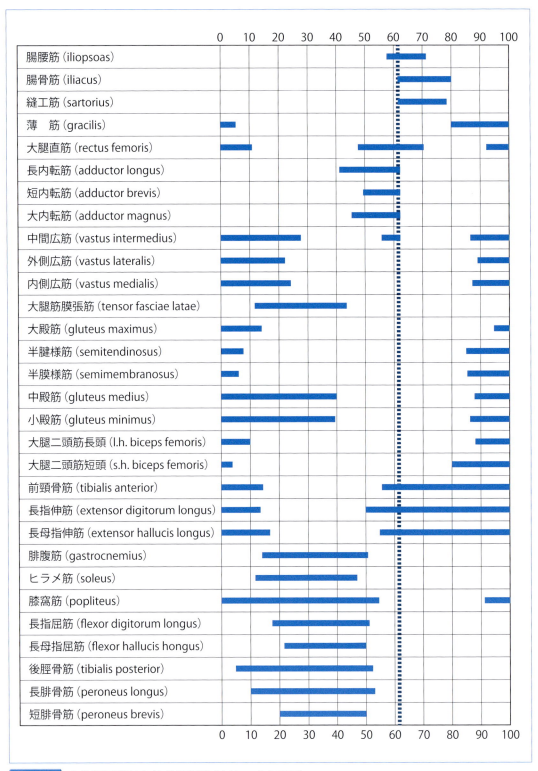

図Ⅰ-34 1歩行周期における筋活動（文献17から引用）

の伸展不足が伸筋活動の不足から生じると短絡的に考えるのは間違いであり，正常では体幹の慣性により股関節が伸展運動することを理解する必要がある．足関節では底屈トルクが徐々に大きくなり，ヒラメ筋，腓腹筋の活動が高まる．

立脚終期では，膝関節において伸展トルクが再び増加する．これは，足関節底屈トルクに連動しており，強い push off に対して膝関節が屈曲することを防ぎ，しっかり床を蹴ることができるようにしている．この際，膝関節では大腿直筋が中心に活動が増加する．

遊脚前期（前遊脚期）では股関節屈曲運動による下肢の振り出しが始まり，屈曲トルクに伴う内転筋群の活動が高まる．股関節内転筋群は股関節屈曲位では伸筋として，伸展位では屈筋として作用することが知られており，歩行においてもその活動が重要である．腸腰筋，縫工筋の活動は少し遅れて高まる．その後，足クリアランスをつくるために足関節背屈トルクが増加し，前脛骨筋を含めた足趾伸筋群が活動する．

遊脚初期に膝関節は屈曲するが，通常速度では膝関節屈筋群は大きな活動を示さない．このときの膝関節屈曲ネットトルクは股関節屈曲に伴う相互作用トルクが主体である．すなわち，股関節屈曲に伴い大腿が前方へ回転すると，下腿・足部は慣性があるのでその場に静止し続けようとする．非慣性系でみればそれが慣性力として作用し，膝関節屈曲トルクを生み出すのである．ただし，遅い速度では膝関節屈筋群の活動が高まり，筋トルクにより屈曲している．

遊脚終期では接地準備として膝関節伸展トルクが増加し，さらに下肢の振りを制動するために股関節伸展トルクが増加する．これに伴い，大腿四頭筋とハムストリングの活動が高まる．

なお，歩行周期の定義および相分類については，図I-35, 36，表I-14に示す．基本的な歩行周期については Murray の定義[18]に従う．また，各相については Rancho Los Amigos の相分類[19]を参考にする．

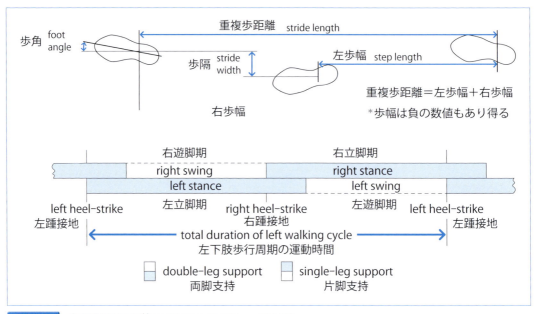

図I-35 歩行周期の定義（文献18から引用，一部改変）

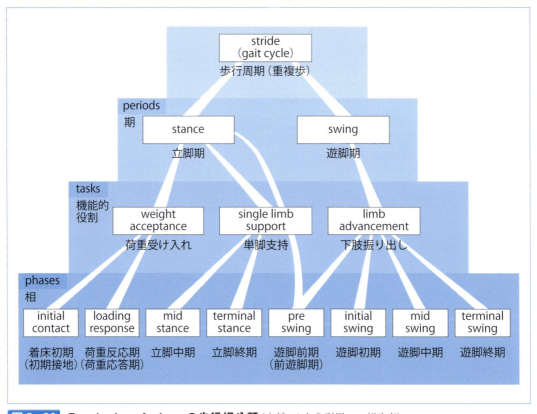

図I-36 Rancho Los Amigosの歩行相分類（文献19から引用，一部改変）

表 I-14　Rancho Los Amigos の歩行相分類の定義

相（英語名）	略称	相（邦訳）	歩行周期	対側	定義
initial contact	IC	着床初期（初期接地）	0〜2%	PSw	通常は踵接地から第1両脚支持期
loading response	LR	荷重反応期（荷重応答期）	0〜10%	PSw	踵接地から足底接地，対側の足指離地（toe off）まで第1両脚支持期
mid stance	MS	立脚中期	10〜30%	ISw MSw	片脚支持期で踵離床（heel off）まで
terminal stance	TS	立脚終期	30〜50%	TSw	片脚支持期でさらに足関節底屈し，対側の initial contact まで．対側の terminal swing に対応
pre swing	PSw	遊脚前期（前遊脚期）	50〜60%	IC LR	第2両脚支持期
initial swing	ISw	遊脚初期	60〜73%	MS	股屈曲，膝屈曲，足背屈
mid swing	MSw	遊脚中期	73〜87%	MS	股屈曲，膝伸展，足背屈
terminal swing	TSw	遊脚終期	87〜100%	TS	股屈曲位保持，膝伸展，足中間位保持

3 日常生活分析における分析方法のまとめ

① 正常からの逸脱の判断（定型性からの評価）

　健常若年成人が対象となる動作を行ったときの運動パターンの出現率とパフォーマンス（所要時間）から，正常から逸脱しているか否かを判断する（図Ⅰ-16）．ここでは，加齢による運動パターンの変化も機能低下の徴候として捉える．また起き上がり動作などでは，体格によって運動パターンの変化することが明らかにされている．これについても，体格に見合った筋力などの機能が備わっていないためであると考え，機能低下の徴候としてみることから始める．対象動作において，最も出現率の高い運動パターンをとらなかった時に想定される機能障害を表Ⅰ-15に整理する．

表Ⅰ-15　動作の定型性から推測される機能障害

対象動作	基準となる運動パターン	逸脱時に推測される機能障害
起き上がり	体幹の非回旋（対称性）運動パターン	頸部・体幹の屈曲可動域の低下 頸部・体幹の屈曲筋力の低下 股関節屈曲筋力の低下 体幹の運動協調性の低下
ベッドからの起き上がり	体幹・下肢一体での臀部を軸としたピボット 同側肘部の軽い支持	体幹・股関節の筋力低下 体幹の運動協調性の低下
長坐位からの立ち上がり	体幹の非回旋（対称性）運動パターン 下肢の対称性運動パターン	下肢3関節の屈曲・背屈可動域の低下 バランス能力の低下
椅子からの立ち上がり	運動量戦略 立位支持基底面に入る前での重心軌道の上昇	股関節屈曲・伸展筋力の低下 膝関節伸展筋力の低下 バランス能力の低下
歩　行	Rancho Los Amigosの相分類が可能 左右歩幅が対称 歩行比：低速では0.008，それ以外0.006	歩幅増加側の機能低下

② 正常から逸脱した運動パターンにおける分析（柔軟性からの評価）

　対象動作において最も出現率の高い運動パターンとは異なる動作を行った際，次には健常若年成人がその運動パターンを遂行した時と比較する．もしも，同じ運動パターンであればパフォーマンス（所要時間）を参考にして，機能障害を判断する．または，最も出現率の高い運動パターンを指定して，遂行できるか否かを判定する．パフォーマンスが低下していれば機能低下の徴候であるし，最も出現率の高い運動パターンを遂行できなければ，表Ⅰ-15 で示した機能低下が疑われる．

　対象動作において選択しうる運動パターン（動作の柔軟性）と，健常若年成人が遂行した場合の特徴を表Ⅰ-16 にまとめる．

表Ⅰ-16　動作の柔軟性と運動パターン

対象動作	運動パターンの特徴
起き上がり 　部分回旋 　側臥位経由	頸部屈曲・回旋，対側肩甲帯屈曲と上肢リーチ，同側肘部での軽い支持 頸部側屈，体幹側屈，同側肘部での軽い支持
ベッドからの起き上がり 　長坐位経由	体幹非回旋パターンによる起き上がり，臀部を軸にピボット 両下肢を揃えてピボットする場合と左右別々にピボットする場合がある どちらの場合も上肢の支持はなく，手部が接触する程度
長坐位からの立ち上がり 　部分回旋 　高這い経由	臀部離床後に前方へ重心移動し蹲踞となる．上肢は軽い押し 足部は非対称性をとることもあるが，その程度は軽度 対側上肢のリーチと両手での押し 同側の膝部支持のみで高這いに移行，四つ這い経由となることはまれ
椅子からの立ち上がり 　安定戦略	体幹前傾十分，上肢支持なし，股関節・膝関節・足関節運動の直線的関係性 パフォーマンス（所要時間）は運動戦略と同等程度
歩　行 　速度低下 　歩行比の変化	速度依存：関節運動 ・股関節屈伸運動の増加，内外転運動の減少，足部回内外の減少 ・足関節底屈運動（push off）と関連した遊脚期膝関節屈曲運動の増加．遅い速度では二重膝機構が出現しないことが多い ・足関節底屈運動（push off）の増加 速度依存 ・低速では歩行比が増加（歩幅が大きい） ・0.75 m/s 以上で通常の歩行比に移行

日常動作分析における運動パターンの分析

　これまでの手順を整理し，正常からの逸脱があると判断された場合の，運動・動作分析の分析手順を以下に示す．本テキストでは，日常動作の中でもとくに重要な起き上がり動作，椅子からの立ち上がり動作に着目して説明する．また，症例を通しての具体的な分析方法については「Ⅱ章　中枢神経疾患」および「Ⅲ章　運動器疾患」にそれぞれ提示する．

① 運動学的観察

a．運動軌道（重心軌道を含む）を観察し，通常描く最短の軌道であるかを確認する

　起き上がり動作では細かな重心軌道の描写が難しいので，椅子からの立ち上がり動作および歩行において重心軌道を観察し，描くことから始める．

　図Ⅰ-37は椅子からの立ち上がり動作での重心軌道の描き方を示している．左は矢状面，右は前額面から観察したものであり，大切なのはパターンであり，重心軌道の長さなどは実際の長さと合わなくともよい．初めに足部の位置を描き，それを起点に開始肢位，臀部離床時，終了肢位における重心位置を決める．その際，前額面と矢状面において重心位置の高さを合わせるようにする．最後に，その間をどのように重心が変化するのかパターンを重視して軌道を描く．とくに，立位での支持基底面に重心線が入る前に上昇軌道を描けば運動量戦略，支持基底面内に入ってから上昇軌道を描けば安定戦略と判断する．

　歩行では，少なくとも1歩行周期の軌道を描く．矢状面において，通常は二峰性の重心軌道を描き，左右の着地初期（初期接地）前後で最下点，立脚中期で最高点となる．左右の歩幅が異なるときは，矢状面における左右の最下点間の長さで表現する．重心軌道に対しておのおののイベントを記載しておくことも重要である．前額面では，歩隔に対して左右重心移動の範囲がどの程度であるかを描く（図Ⅰ-38）．

　揃え方歩行においては，1歩行周期において前額面では一峰性の軌道を描く．前額面においても左右対称の8の字軌道（低速）やU字軌道（高速）ではなく，変則的なパターンとなる．

b．運動軌道を形成している関節運動パターンを観察し，正常と比較して特徴を抽出する．それをもとに動作を相に分け，最後に線画を描く

　関節運動に伴う体節の位置変化の結果として体重心が変化する．したがって，体重心軌道と関節運動の関係を説明できてこそ，しっかりと運動を観察できている証となる．運動パターンを正確に把握したうえで，正常範囲の運動パターンと比較して特徴を抽出する．例えば低速度歩行であれば，健常者がその速度で歩行した時の運動パターンと比較する．

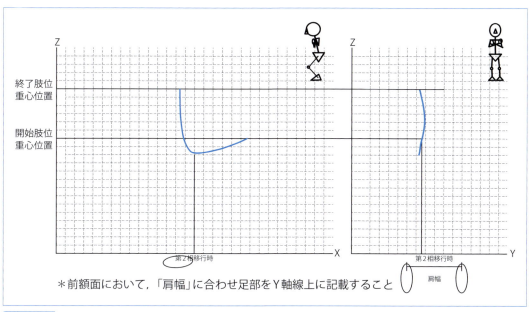

図 I-37 立ち上がり動作における重心軌道の記載例

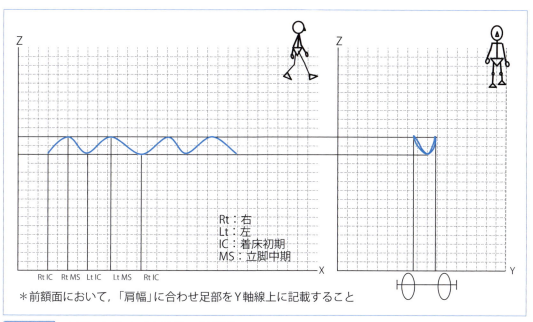

図 I-38 歩行における重心軌道の記載例

3 分析手順

相分類は支持基底面の変化や特徴的な関節運動で行う．歩行においてはRancho Los Amigosの分類に従うが，正常から逸脱した運動パターンではすべての相を分けることができないことがあり，その際はそのまま分けずに記載する（それ自体が異常性の徴候）．初めに線画を描こうとせず，最後に運動パターンを把握したうえで線画を描くのがよい．

② 運動力学的分析

運動学的観察をもとに，正常範囲から逸脱している理由を推測する．とくに，筋活動低下・増加などは重要な要素である．機能低下の補償として筋活動が高まっている可能性もあるので，すぐに筋緊張亢進などと判断しないほうがよい．例えば，端坐位において麻痺側下肢の支持性が低く，非麻痺側に体幹が傾き体重心位置の調整のために側屈している場合には，麻痺側体幹の筋活動が高まることが考えられる．これは筋緊張亢進ではなく補償のための筋活動増加である．問題となるのは補償に伴う筋活動ではなく，運動を阻害する筋活動であることから，総合的に判断したのちに機能障害を推測する．

③ バランス要素

運動・動作とバランス能力は不可分である．支持基底面，安定性限界，体重心，圧中心などの関係から，バランス能力および特徴を推測する．

とくに床面を上肢で押す，臥位で下肢を挙上することなども圧中心を変化させることになり，そのような観点からも運動における全身と床面との関係性（バランス）を考える必要がある．

④ 機能障害の推測

全体を通して，推測される機能障害を記載する．運動を阻害していると考えられる運動学的・運動力学的特徴を取り上げる．機能障害による運動制約を補償している場合もあるので，熟考のうえ機能障害を推定する．

⑤ 各動作において推測された機能障害の整理

他の動作において推測された機能障害について整理する．とくに，1つの動作で推測された機能障害が，他の動作で棄却される場合があるので，そのことも念頭に観察を行う．また，観察した各動作に共通して推測された機能障害については，機能障害の存在する可能性が高いのでチェックを入れておく．

5 特定課題分析

　日常動作分析によって推測された機能障害に対して，一般的にはそれぞれに適した機能テストを実施する．例えば，筋力低下に対しては徒手筋力テスト，関節拘縮に対しては関節可動域テストといったものである．ただし，単純な機能テストが実施困難な場合や，他の運動課題で判断するほうが適切な場合も多い．また，認知機能が低下した対象者においては，新しい運動課題によるテストは正しい判断に結びつかない場合もある．その点において，日常動作の要素である特定課題によって判断するほうが，動作遂行を困難にしている直接的な機能障害を判断しやすいことも多く，臨床において重要なツールとなりうる．

　また，特定課題における身体運動学的基礎データが揃っているならば，それを遂行できない場合には，何が不足しているか判断できるのである．代表的な特定課題による重要な機能障害の推測を**表Ⅰ-17**にまとめる．

6 特定課題分析の身体運動学的解釈

① 椅坐位でのテスト

a．骨盤前傾・後傾テスト（図Ⅰ-39）

　椅坐位でのテストは体幹および股関節の運動機能を評価するのに適している．骨盤前傾運動は腰椎前彎を伴い，脊柱起立筋を主体とした体幹伸筋群と股関節屈筋群の活動が必要となる．当然，関節可動域の減少など，構造的変化があれば運動ができないのはすべてに共通している．一方，骨盤後傾運動は上体の重力により行われうるものであり，できない場合にはとくに脊柱の可動域低下を疑う．

b．体幹前傾・後傾テスト（図Ⅰ-40）

　体幹前傾では股関節に対してHATの重力が屈曲モーメントに作用するので，筋モーメントとしては伸展モーメントが必要であり，ハムストリングを中心とした股関節伸展筋群の活動が高まる．加えて，体幹伸展保持のために脊柱起立筋活動がなければ，体幹を十分に前方へ傾斜できない．一方，体幹後傾については，HATによる重力モーメントは股関節伸展モーメントとなり，股関節屈筋群と体幹屈筋群の活動が必要となる．健常若年成人では約30度の傾斜が可能である[18]．

c．骨盤挙上テスト（図Ⅰ-41）

　腹斜筋，腰方形筋などを中心とした側腹筋群の活動が必要である．脳卒中片麻痺患者では，この運動が可能であると坐位バランスが良く，さらに歩行の遊脚期における

表 I-17 特定課題分析による機能障害の推測例

特定課題	機能障害との関連
【椅坐位】 骨盤の前傾運動	◎腰椎前彎を伴う十分な前傾運動を行えない場合 →股関節屈筋・脊柱起立筋の筋力低下，腰椎伸展可動域の低下
骨盤の後傾運動	◎腰椎後彎を伴う十分な後傾運動を行えない場合 →腰椎屈曲可動域の低下
体幹の前方傾斜	◎体幹傾斜が不足している場合 →股関節屈曲可動域の低下，股関節伸展筋力・体幹伸展筋力の低下
体幹の後方傾斜	◎後方への傾斜が不十分な場合（通常は30度傾斜可能） →体幹屈曲筋力の低下
片側の臀部離床 （骨盤挙上）	◎臀部の離床が困難な場合 →体幹側屈可動域の低下，側腹筋群の筋力低下
足部・足尖リーチ テスト	◎足部へタッチできない場合 →胸椎屈曲可動域の低下 ◎足部へタッチできるが足尖にはできない場合 →股関節可動性低下
振り向きテスト	◎30度以上の振り向きで，頭頸部と胸腰椎の協調性がみられない →体幹協調性の低下，頭頸部または胸椎可動域の低下
【膝立ち位】 左右への重心移動 条件：ゆっくり	◎重心移動が不十分な場合 →移動側における股関節外転筋力低下・調整機能
片脚膝立ち位保持	◎不可または支持側への体幹傾斜による補償がある場合 →支持側股関節外転筋力低下
膝歩き	◎歩幅の低下 →立脚側股関節外転筋力，遊脚側股関節屈曲筋力低下，遊脚側体幹側屈（骨盤挙上筋）筋力低下
【立　位】 左右への重心移動 条件：ゆっくり	◎重心線が左右の足部に落ちない場合 →重心移動の不十分な同側の股関節外転筋力低下，足部の回内外運動を中心とした調整機能の低下
片脚立位保持	◎トレンデレンブルグ徴候がないにもかかわらず保持不可，または股関節を中心とした体幹の左右動揺 →足部の調整機能・筋力低下
タンデム立位・ 歩行	◎保持不可または股関節を中心とした体幹の左右動揺 →足部の調整機能・筋力低下
両足踵上げ	◎足関節底屈が不十分で，踵部が浮かない場合 →足関節底屈筋力の低下，足底支持基底面における安定性限界の推定にもなる ◎体幹直立位にて十分な膝関節屈曲が不十分な場合 →膝関節伸展筋力低下
スクワット動作	◎体幹直立位にて十分な膝屈曲が可能であるが踵部が浮く場合 →足関節背屈制限（背臥位での可動域測定結果と照合することが望ましい）
急速な上肢挙上	◎急速な上肢挙上にてバランスを崩す場合 →バランス能力の低下（予測的姿勢制御の機能低下）
手を組んでの 体幹回旋	◎体幹の回旋・回転に伴い，バランスを崩す場合 →バランス能力の低下，体重心の適切な調整困難
【上肢機能】 上肢挙上	◎肩甲帯の過剰な挙上を伴う肩関節屈曲または外転 →肩甲上腕リズムの異常，肩甲上腕関節の関節可動域低下，回旋筋腱板の筋力低下，三角筋の筋力低下

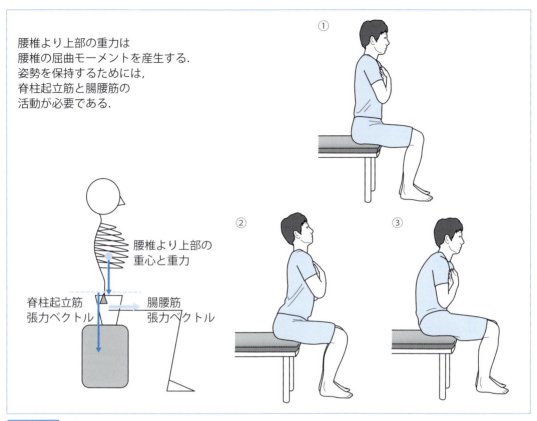

図Ⅰ-39 骨盤前傾・後傾テスト
① 仙骨後面を座面に対して垂直に保持させる.
② 体幹が前傾しないように骨盤を前傾させる.
③ 体幹が後傾しないように骨盤を後傾させる.

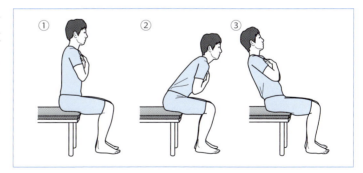

図Ⅰ-40 体幹前傾・後傾テスト
① 仙骨後面を座面に対して垂直に保持させる.
② 上体の構えを変えずに骨盤を前傾させる.
③ 上体の構えを変えずに骨盤を後傾させる.

骨盤コントロールも良好となる[19]．

d．足関節リーチテスト・足尖リーチテスト（図Ⅰ-42）

骨盤および体幹協調性の評価として足関節リーチテスト・足尖リーチテストがある[20]．大腿部に置いた手を足関節へリーチするには十分な胸椎の屈曲運動が必要で

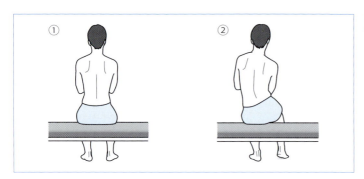

図Ⅰ-41 骨盤挙上テスト
① 仙骨後面を座面に対して垂直に保持，左右均等に体重をかけさせる．
② 体幹が傾斜しないようにチェックする側の臀部を持ち上げさせる．

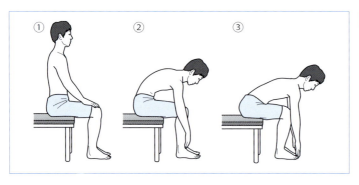

図Ⅰ-42 足関節リーチテスト，足尖リーチテスト
① 仙骨後面を座面に対して垂直に保持，手を膝に置かせる．
② 足関節リーチテスト：足関節前面へリーチさせる．
③ 足尖リーチテスト：つま先へリーチさせる．

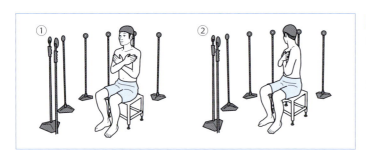

図Ⅰ-43 振り向きテスト
① 仙骨後面を座面に対して垂直に保持させる（上肢は胸の前で組ませる）．
② 目標物を設定し，合図とともに目標物を目視させる．

あり，できない場合には胸椎屈曲可動域の低下が示唆される．一方，足尖リーチテストでは胸椎の屈曲運動に加えて大きな骨盤前傾運動（股関節屈曲運動）が必要となり，足関節リーチが可能で足尖リーチが不可の場合には，股関節可動域の低下を疑う．また，リーチ動作における下方への指先軌道の形成には胸椎屈曲運動が重要であるが，腰椎屈曲運動との協調も必要であることは忘れてはならない．

e．振り向きテスト（図Ⅰ-43）

正面から後方へ30度を超える目標に対して，頭頸部と胸椎の回旋運動が協調して遂行されるのが正常である．頭頸部のみの回旋で目標をみようとする場合には，胸椎回旋可動域の低下，回旋筋群の筋力低下が疑われる[21]．

図 I-44 左右への重心移動

① 股関節伸展位に保持させる．
②③ 上体の構えを変えずに骨盤を水平移動させる．

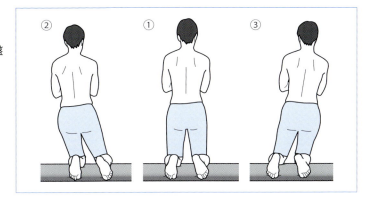

図 I-45 片脚膝立ち位保持

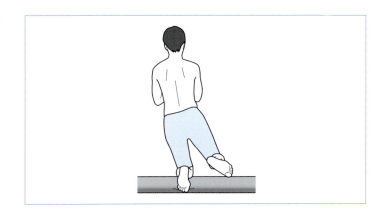

② 膝立ち位でのテスト

a．左右への重心移動（図 I-44）

この姿勢では体幹に加え，股関節・膝関節の運動機能をチェックできる[22]．左右への重心移動では股関節外転筋群の活動が必要となる．

b．片脚膝立ち位保持（図 I-45）

下腿回旋による左右方向の圧中心の調節機構[23]に加え，股関節内外転を中心とした体重心の調整が必要となる[24,25]．これら2つの課題を十分に行えない場合には，股関節外転筋群の機能低下が疑われる．

c．膝歩き（図 I-46）

膝歩きでは歩行と異なり，遊脚期に骨盤挙上が必要となることから，しっかりとした体幹機能が要求される[9]．また，前方へしっかりと進むためには股関節屈曲伸展運動，とくに伸展運動が必要となり，歩行のように膝関節，足関節などで補償できないことに着目しなければならない．当然，片脚立位を伴うため股関節外転機能も重要となる．

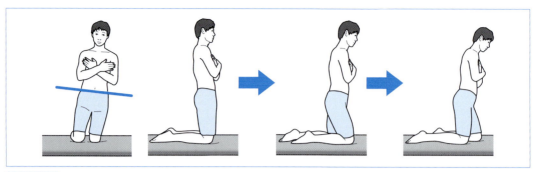

図Ⅰ-46 膝歩き

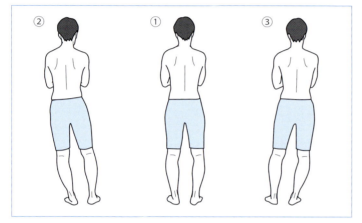

図Ⅰ-47 左右への重心移動
① 直立位を保持させる．
②③ 上体の構えを変えずに骨盤を水平移動させる．

③ 立位でのテスト

a．左右への重心移動（図Ⅰ-47）

　股関節外転筋群の機能に加えて，足部での回内・回外調整が必要となる[26, 27]．とくに体重心が側方へ移動し，切り返す際の外側荷重は COP を調整するうえで重要である．重心移動量は運動周期に依存するので，メトロノームで運動周期を決めて運動させ，評価することが望ましい．

b．片脚立位保持およびタンデム立位保持（図Ⅰ-48）

　片脚立位保持およびタンデム立位・歩行は，足部の回内・回外を中心とした圧中心の調整が良好であるか判断するための，バランス課題として挙げることができる[28]．片脚立位とタンデム立位の違いは，片脚立位では支持脚における多関節協調性（inter-joint coordination）が要求されるのに対して，タンデム立位では下肢間協調性（inter-limb coordination）が必要となる[29, 30]．とくに，足部の異名筋活動である前足・後足の回内・回外，回外・回内運動の組合せによる協調運動が円滑に行われているかが観察のポイントになる．

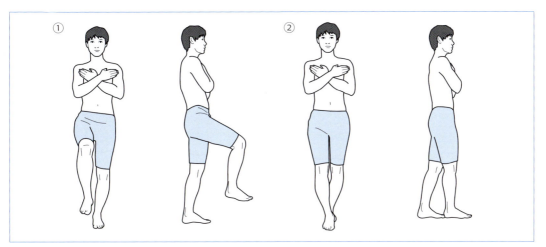

図Ⅰ-48 片脚立位保持およびタンデム立位保持
① 片脚立位保持．
② タンデム立位保持：前後の荷重を均等にさせる．

図Ⅰ-49 両踵上げテスト

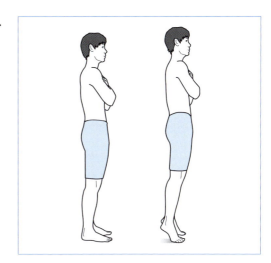

c．両踵上げテスト（図Ⅰ-49）

　両足踵上げが十分な場合は，立位において十分な安定性限界が確保されていると考えられ，歩行に必要な筋活動も担保されている[31]．この運動が十分であるのに，ファンクショナル・リーチ・テスト functional reach test（FRT）が低値を示す場合には，上肢・体幹・下肢の協調能の低下が疑われる．

d．スクワット動作（しゃがみこみ）（図Ⅰ-50）

　体幹直立位におけるスクワット動作は膝関節に対して大きな重力モーメントを発生させるので，伸展筋力を評価するのに役立つ[5]．また，足底を接地したまま行うよう

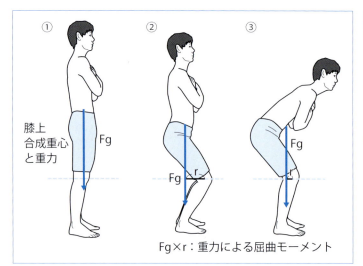

図Ⅰ-50 スクワット動作と膝関節にかかる重力

① 自然立位．
② 上体の構えを変えずに膝関節屈曲させると，膝関節には重力による大きな屈曲モーメントがかかる．
③ 体幹を前傾しながら膝関節屈曲させると，重力による屈曲モーメントは小さくなる．

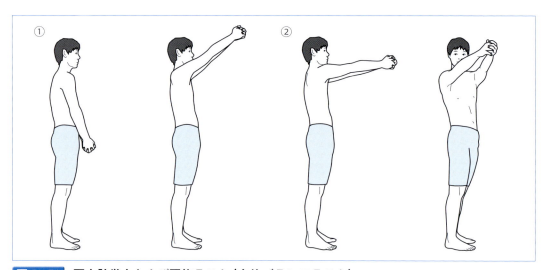

図Ⅰ-51 両上肢挙上および回旋テスト（立位バランステスト）
① 両上肢挙上テスト：手を組んですばやく挙上させる．
② 回旋テスト：手を組んで水平に上肢を挙上させ，手を左右にすばやく振らせる．

指示したにもかかわらず，踵が浮くようであれば足関節背屈可動域の低下を疑う．

e．急速な両上肢挙上および体幹回旋テスト（図Ⅰ-51）

身体運動自体による外乱を用いたバランス能力のスクリーニングテストとしては，急速な両側上肢挙上，手を前方で組んでの体幹回旋が簡便である．高齢者においても慣れた動作であり，リスク管理も容易である．両側上肢の挙上は前後方向，体幹回旋は左右方向の安定性をよく反映している．

図Ⅰ-52 上肢挙上に伴う肩甲上腕リズムの観察
① 前額面からの観察.
② 矢状面からの観察.

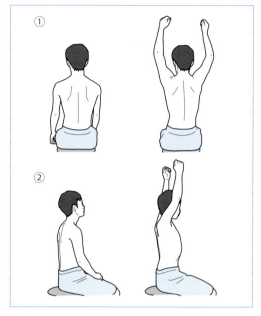

④ 上肢機能（上肢挙上に伴う肩甲上腕リズムの観察）〈付録〉

上肢運動の基本は肩甲上腕リズムにある[32]．すなわち，肩甲上腕関節と機能的関節である肩甲胸郭関節の協調性は多くの上肢運動の基礎となる．したがって，その評価は臨床上重要であり，肩甲骨による補償運動，肩甲骨運動自体の異常性について観察・分析できることが要求される[33]．

初めに，上肢下垂位での肩甲骨アライメントを観察する（図Ⅰ-52左）．頸部から肩峰にかけてのラインの左右差，下方内旋の左右差，下角位置の左右差，内側縁が浮き出る翼状肩甲などは重要な観察ポイントである．その後，挙上に伴う肩甲骨の過剰な運動の有無を観察する（図Ⅰ-52右）．挙上ができないということは，そのこと自体が肩甲上腕関節の機能異常を示すことが多い．

コラム

用語の整理

1 筋力

　臨床で用いられる際に，筋力という専門用語は曖昧さを含んでいる．なぜなら，筋力は包括的概念であり，いくつかの要素を含んでいるからである．

　ヒトにおいては筋張力が関節に作用し，トルク（モーメント）として筋力を発揮する．そのため筋力といったときは筋張力ではなく，暗黙のうちに筋トルクを指している．筋張力は筋断面積に比例するとされ，それを絶対筋力（生理学的限界）と呼ぶ．しかし，日常的に発揮できる筋力はさまざまな要因に影響を受け，絶対筋力を下回る．これを最大筋力（心理的限界）と呼ぶ．

　一方，日常的に筋力を活かすためには，必要な筋力の最大値だけではなく，時間因子を加えた指標も重要であり，時間─力曲線の解析が必要となる．指標としてはトルク変化率などがあり，短時間に必要な筋力を発揮できるかどうかの目安となる．

　また，中枢神経疾患を対象とした場合には「筋力低下」という用語の使用を控える傾向があり，その代わりに「筋出力の減少」などの用語が使われているようである．これには，「筋緊張が強い場合に相反抑制のために拮抗筋で筋力が発揮されない」こと，「随意性低下が原因なのであり，絶対筋力が低下しているわけではない」などの理由が挙げられている．しかし，どのような状況にしろ，ヒトはモーメントとして筋力を発揮しているのであり，筋力の低下する原因は多様でありうるが，最終的な物理的現象として筋力低下が事実であることには変わりないのである．中枢神経疾患患者においても，筋力低下がある場合には明確に表現し，その原因としては多様な要因が絡み合っていることを了解し，分析すればよい．

2 筋パワー

　パワーは単位時間当たりの仕事量であり，モーメントと角速度の積で表される．すなわち，単に最大筋力の大きさだけではなく速度が関係するのであり，速い動作を行えない場合には筋パワーの低下が関与している可能性がある．ただし，一般的には最大筋力の低下に伴い最大筋パワーが低下することも多く，切り離して考えることは難しい．したがって，臨床運動・

動作分析においては筋力と同様の意義をもつ場合が多い．

 協調性

　一般には隣接する関節の多関節協調性（inter joint coordination）を指すことが多い．また，左右の上肢，左右の下肢，上下肢などの肢節を超えた協調性（inter limb coordination）も日常動作の遂行には重要である．筋力が十分にあっても，適切な時期に筋活動が生じなければ滑らかな協調性は得られない．

II 中枢神経疾患

Ⅱ 中枢神経疾患

1 中枢神経疾患における分析のポイント

① はじめに

　中枢神経疾患の場合，病変部位やその範囲・規模によってさまざまな症状が生じる．主として運動麻痺や運動失調などの症状が，姿勢や運動パターンに大きく影響を与えることとなる．中でも，脳卒中患者における代表的な神経症状としては片麻痺（運動麻痺）が挙げられる．入院時に片麻痺を生じている割合をみてみると，出血性脳卒中49.6％，虚血性脳卒中57.4％の頻度で認められる[34]．この片麻痺が重度な場合，支持性の低下とともに安定性限界が狭小化されるなどバランス能力への影響は大きく，運動・動作能力を著しく低下させる可能性がある．

　また，運動麻痺や運動失調が出現しなくとも，高次脳機能障害により日常動作に支障をきたすことが認められることも中枢神経疾患の特徴である．とくに認知機能や危険回避能力が低下している場合には，仮に目的の動作を遂行できたとしても，常に安全に遂行できるかどうかの判断は簡単ではない側面がある．

　さらに脳卒中患者の機能障害は，いくつかが同時に生じることが多い．そのため，正常から逸脱した姿勢や運動パターンを形成する原因も複合的である．機能障害を推測する際には，1つの機能障害にとらわれず，多角的な視点で分析する必要がある．すなわち，病変による疾患理解が機能障害および日常動作の障害を推測する第一歩となる．

② 正常から逸脱した姿勢や運動パターンを形成する原因

① 筋緊張異常

　筋緊張亢進および筋緊張低下を指す．筋緊張亢進には痙縮と固縮があり，痙縮は錐体路障害に起因，固縮は錐体外路障害に起因する．筋緊張低下は下位運動ニューロン障害・筋病変および小脳障害に起因する．

② 運動麻痺

　大脳皮質運動野から筋線維までの神経路遮断により生じる随意運動の障害を指す．中枢神経疾患では大脳皮質運動野から脊髄前角（外側皮質脊髄路）までの神経路遮断による上位運動ニューロン障害が生じる．運動麻痺は，その神経路遮断の位置関係によって随意運動が障害される肢節が異なる．障害された部位により，四肢が麻痺すれば四肢麻痺，一側性にみられる上下肢の麻痺を片麻痺，両下肢のみ麻痺を対麻痺，四肢のうち一肢のみの麻痺を単麻痺と呼ぶ．

③ 運動失調

　運動麻痺，筋緊張異常，不随意運動を伴わない運動の正確さや円滑さが失われた状態を指す．大脳基底核や小脳の障害によって生じる．

④ 感覚障害

　表在感覚および深部感覚の体性感覚障害を指す．表在感覚は，温痛覚（外側脊髄視床路），触覚（前脊髄視床路，後索）に分けられる．深部感覚は，位置覚・振動覚（後索）と意識できない深部感覚（脊髄小脳路）に分けられる．

⑤ 高次脳機能障害

　運動麻痺や感覚障害によらず，行動・認知過程の正常な発現が障害されることである．具体的には，言語，思考，記憶，行動，学習，注意などの知的な機能が障害されることをいう．

❸ 姿勢や運動パターンでとくに注目すべき点

　中枢神経疾患において，随意運動の制御と協調に関する機能に異常をきたす．

① 連合反応（運動）

　身体の一部が，随意的な努力または反射による刺激によって，動作を行おうとすると，身体のほかの部分の肢位が変化したり，固定したりする自動的な運動をいう．連合反応は機能障害の有無にかかわらず出現するが，上位運動ニューロン障害によって生じやすくなる．これは筋緊張異常との関連が強く，筋緊張亢進では連合反応は出現しやすく，筋緊張低下では出現しにくくなる．筋緊張亢進時には非麻痺側の努力性の運動に伴って麻痺側に出現することが多い．

② 共同運動

中枢性運動麻痺（脳卒中片麻痺患者）において急性期に出現する弛緩性麻痺はやがて痙性麻痺へと移行していくが，その過程で定型的な関節運動の組合せである共同運動パターンに支配される．また，痙縮が強いほど共同運動（屈筋共同運動，伸筋共同運動）が出現しやすく，分離運動が必要な課題遂行において阻害因子となる．

③ 関節運動範囲の減少

とくに運動麻痺に起因する脳卒中片麻痺患者においては片側性が多く，脊髄損傷においては損傷部位に応じて四肢もしくは両下肢に生じる．パーキンソン症候群などにおいては，運動麻痺を伴わなくとも無動・寡動により関節運動範囲が減少する．中枢神経疾患の慢性期においては，二次的合併症として関節可動域制限を伴うことも少なくなく，関節運動範囲の減少の原因となる．

④ 関節運動の協調性低下（inter joint coordination）

運動麻痺や運動失調により，運動の正確さや円滑さが失われ，課題遂行に際し関節運動の拙劣さが生じる．これにより，運動・動作において運動軌道や重心軌道の滑らかさを失う．

各原因が及ぼす姿勢や運動パターンへの影響

① 筋緊張異常

中枢神経疾患においては，筋緊張亢進（痙縮，固縮）および筋緊張低下を呈することにより，異常な姿勢や運動パターンを形成する原因となる（表Ⅱ-1）．

筋緊張は，正常であれば微弱な筋収縮によって運動の準備状態をつくり出している．円滑かつ迅速な運動の発現には準備状態が適切に調整されていることが必要である．よって筋緊張異常下においては生じるべき時期での筋活動が得られない．また，筋緊張亢進は過剰な筋活動，筋緊張低下は筋活動の不足の原因となりうる．

② 運動麻痺

中枢性運動麻痺（脳卒中片麻痺患者）は筋力としての量的な変化に伴い，痙性麻痺による質的な変化を呈する（図Ⅱ-1）．中枢性運動麻痺の回復過程において，質的な変化は急性期に弛緩性麻痺として生じ，やがて痙性麻痺へと移行，徐々に分離運動が可能となり，正常な状態へと近づく．運動麻痺の回復は量・質ともに回復していくが，

表Ⅱ-1 筋緊張異常による運動の阻害

主動筋	亢進	意図しない筋活動の出現による運動の阻害
	低下	筋活動をタイミング良く発現できない，筋活動が正常に得られない，持続的な筋収縮が得られない
拮抗筋	亢進	意図しない筋活動の出現による運動の阻害，過剰な相反神経抑制による主動筋の活動抑制
	低下	同時収縮を必要とする活動の低下

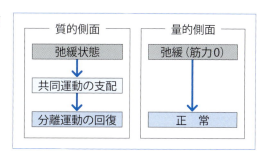

図Ⅱ-1 中枢性運動麻痺の質的側面および量的側面

その回復過程において姿勢や運動パターンへ与える影響が異なるため，留意する必要がある．

a. 弛緩状態
　麻痺側上下肢の筋活動が得られず，重りとして動作を阻害する．
b. 共同運動パターンに支配された状態
　連合反応や随意運動に起因する共同運動パターンの出現により，意図しない構え（姿勢）をとり，動作の阻害となる．
c. 分離運動が可能となる状態
　意図しない構えをとることは減少するも，適切なタイミングでの筋活動が得られにくく，運動の正確さや円滑さを欠く．

③ 運動失調

　四肢の運動失調として，変換運動障害，測定障害，運動分解により，一定しない運動軌道・パターンをとる．運動失調を呈した患者は，運動・動作に関わる関節や筋が多いほど不安定になるため，運動の自由度を自ら制限する代償運動をとる．加えて，体幹失調や平衡障害を呈した場合，バランス能力の低下が認められる．

④ 感覚障害

体性感覚障害では，視覚情報などの他の感覚情報を用いて代償する．その際，視覚情報を遮断すると，フィードフォワード制御に依存するため，動作が拙劣となる．また，誤差検出がうまくいかないことによって，運動・動作の対応性を低下させる要因となる．

⑤ 高次脳機能障害

高次脳機能障害では，失語・失行・失認といった障害に加え，記憶障害などさまざまな症状が日常生活に影響を与える．注意障害のようにほかの高次脳機能が適切に働くための基礎となるものや，遂行機能のように一連の活動を円滑に進めるために複数の高次脳機能が協調して働いており，それらが障害されることで運動や動作の遂行に大きな影響を与える．

具体的には，失行による運動遂行困難，半側空間無視による麻痺側上下肢の操作困難，障害物への衝突などが認められる．また，注意障害により動作の持続や切り替えが困難になることや，認知機能低下や失語により動作の指示が十分に伝わらないことなどに留意しなくてはならない．

II 中枢神経疾患

2 症例—脳梗塞後遺症

1 起き上がり動作

① 全体像

　本症例の起き上がり動作は，独立して遂行可能である．運動パターンは，部分回旋パターンに分類できる．時間的要素としては，通常は4秒未満に起き上がり動作が完了するが，本症例の動作遂行時間は4.86秒と所要時間延長が観察される（図Ⅱ-2，3）．健常者において，部分回旋パターンの重心軌道は滑らかな弧を描くが，本症例においては重心移動速度が中間で一度低下し，重心軌道は滑らかさを欠く．

　開始肢位は背臥位（仰臥位），終了肢位は長坐位である．動作は，第1相（on elbow），第2相（on hand）の2相に分類できる．部分回旋パターンを用いることによる推測される機能障害は，筋力低下（体幹屈曲，両股関節屈曲），関節可動域制限（体幹屈曲）である（図Ⅱ-4）．

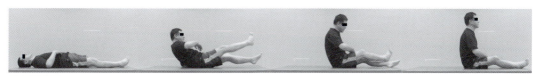

図Ⅱ-2　矢状面における起き上がり動作の連続写真
所要時間4.86秒．開始肢位と終了肢位を含めて，一連の動作の特徴的な場面を切り出した．

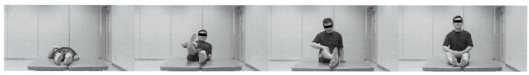

図Ⅱ-3　前額面における起き上がり動作の連続写真
所要時間4.86秒．開始肢位と終了肢位を含めて，一連の動作の特徴的な場面を切り出した．

基本情報および医学的情報
- 年齢：50歳代
- 性別：男
- 疾患：左脳梗塞
- 病巣：左中大脳動脈領域
- 経過：約3年経過

機能障害
- 運動麻痺：Brunnstrom recovery stage 右上下肢・手指Ⅲ
- 感覚障害：右上下肢 中等度鈍麻
- 高次脳機能障害：非流暢性失語
- 筋緊張異常：手指六進
- 関節可動域制限：右足関節背屈0度
- 非麻痺側筋力：MMT4レベル

運動パターン
- 部分回旋パターン

所要時間
4.86秒

相	矢状面（健常者が部分回旋パターンを行ったときとの比較）			前額面			
	背臥位（開始肢位）	第1相	第2相	長坐位（終了肢位）	背臥位（開始肢位）	第1相	第2相	長坐位（終了肢位）
線画								
運動学的特徴（関節運動、重心軌道、動作パターン）	・右手部が腰部に位置（右肘関節屈曲位）・右足趾屈曲位・右膝窩の浮き上がり	・体幹屈曲動作の不足・右下肢の過剰な挙上・左右下肢挙上・右肩甲帯上方回旋運動の不足・体幹左回旋運動の不足	・右股関節内転運動・右足関節背屈運動	・体幹屈曲位・骨盤後傾位・右膝窩の浮き上がり・左手での右手を体幹前面にて把持	・右手関節の過剰な掌屈位・右股関節内旋位	・右肩関節外転位・体幹左側屈・骨盤左傾き・右足関節内転・回外運動の不足	・右股関節内転運動・右肩関節水平外転運動・右肩甲帯下制	・体幹右側屈位・骨盤左傾・両股関節屈曲・外転外旋位（右＞左）
運動力学的特徴（筋活動、慣性など）		・体幹屈筋群の筋活動不足・両腰腰筋の筋活動増加・右股関節屈筋群の筋活動増加・右前鋸筋の筋活動不足・体幹左回旋筋の筋活動不足	・右股関節内転筋群の筋活動増加・右股関節背屈筋群の筋活動増加		・右手関節掌屈筋群の筋活動増加・右股関節内旋筋群の筋活動増加	・右肩関節外転筋群の筋活動増加・体幹左側屈筋群の筋活動増加・右足関節内転・回外筋群の筋活動増加	・右股関節内転筋群の筋活動増加・右肩関節水平外転筋群の筋活動増加・右肩甲帯下制筋群の筋活動不足	・体幹右側屈筋群の筋活動増加・右股関節内転・内旋筋群の筋活動不足
バランス、その他		・初期の右下肢挙上は前方への運動を阻害している・両下肢の挙上は圧中心を頭側へ移動させている				・新しい支持基底面への重心移動を十分に行わず、重心軌道を直線軌道に近づけようとしている		・右側安定性限界の狭小化
推測される機能障害	・関節可動域制限（右肘関節伸展、右膝関節伸展、右足趾伸展）・筋緊張異常（亢進：右足趾屈曲）・運動麻痺（右上肢）	・関節可動域制限（体幹屈曲、体幹右回旋、右肩甲帯屈曲）・筋力低下（体幹屈筋、体幹左回旋、右前鋸筋）・筋緊張異常（亢進：右肩関節伸展、右腰腰筋）・運動麻痺（右上・下肢）	・筋緊張異常（亢進：右股関節屈筋群、右足関節背屈）	・SLR制限（右ハムスト リングス短縮）（右上肢）・運動麻痺（右上肢）	・筋緊張異常（右手関節掌屈筋群、右股関節内旋筋）・筋緊張異常（右股関節内旋、右股関節背屈、右股関節外旋）	・筋緊張異常（亢進：右肩関節屈筋群、右股関節内転筋群、右足関節内転回外）	・筋緊張異常（亢進：右肩関節内転外転筋群、右肩甲帯上肢筋群）	・筋緊張異常（低下：右股関節内旋・内転）・運動麻痺（右下肢）

図Ⅱ-4　分析シート　起き上がり（背臥位→長坐位）

図Ⅱ-5 起き上がり動作（矢状面）における開始肢位の分析

			推測される機能障害
運動学的特徴	右手部が腹部に位置（右肘関節屈曲位）	→	関節可動域制限（右肘関節伸展） 運動麻痺（右上肢）
運動学的特徴	右足趾屈曲位	→	関節可動域制限（右足趾伸展） 筋緊張異常（亢進：右足趾屈曲） 運動麻痺（右上肢）
運動学的特徴	右膝窩の浮き上がり	→	関節可動域制限（右膝関節伸展）

② 矢状面

【開始肢位】

背臥位での構えは，右肘関節屈曲位で手部が腹部に位置し，右足趾屈曲位，右膝窩の浮き上がりが観察される．この運動学的特徴から，右足趾伸展および右膝関節伸展の関節可動域制限が推測される．さらに，右足趾屈曲の筋緊張異常（亢進）も機能障害として推定される．右肘関節屈曲は，機能障害として右肘関節伸展の関節可動域制限が疑われる．しかし，脳卒中片麻痺であることを考慮すれば，麻痺側の忘れを防止するためとも推測される．開始肢位にて推測される機能障害は，関節可動域制限（右肘関節伸展，右膝関節伸展，右足趾伸展），筋緊張異常（亢進：右足趾屈曲），運動麻痺（右上肢）である（**図Ⅱ-5**）．

【第1相】

第1相における運動学的特徴としては，体幹屈曲運動・体幹左回旋運動の不足，右肩甲帯屈曲運動の不足，右下肢の過剰な挙上，右肩関節屈曲運動が観察される．加えて，右下肢挙上後に左下肢挙上が出現し，その挙上は右側が大きい．この運動学的特徴から，機能障害として体幹屈曲・体幹左回旋，および右肩甲帯屈曲の関節可動域制限が推測される．さらに，体幹屈筋群・体幹左回旋筋群および右前鋸筋の筋力低下も機能障害として推測される．また，右肩甲帯屈曲運動の不足は，上肢屈筋共同運動の誘発により制限された可能性も考慮に入れる必要がある．

右肩関節屈曲（第2相まで続く）と右下肢の過剰な挙上は，起き上がりの活動に対する連合反応として誘発された運動と考えられる．とくに右下肢の過剰な挙上は，体重心を頭側へ移動するため，前方への重心移動を阻害している可能性がある．

一方，左下肢挙上については，圧中心を頭側へ移動するための適切な運動と考えら

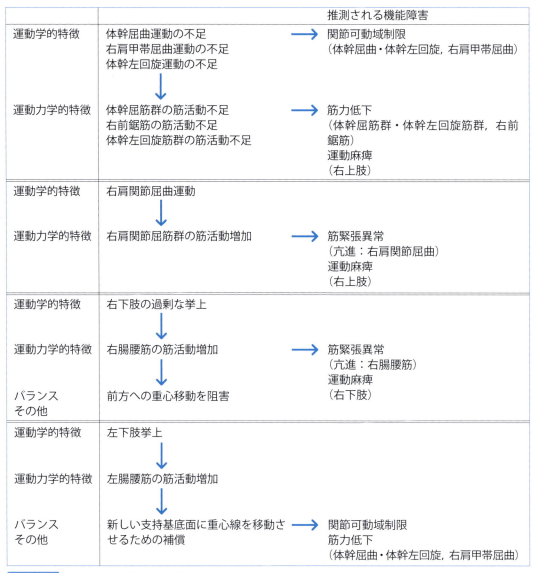

図Ⅱ-6 起き上がり動作（矢状面）における第1相の分析

れ，左腸腰筋の筋活動増加が推測される．この相において推定される機能障害は，関節可動域制限（体幹屈曲・体幹左回旋，右肩甲帯屈曲），運動麻痺（右上下肢），筋力低下（体幹屈筋群・体幹左回旋筋群，右前鋸筋），筋緊張異常（亢進：右肩関節屈曲，右腸腰筋）である（図Ⅱ-6）．

【第2相】

第2相における運動学的特徴としては，右股関節内転運動，右足関節背屈運動が観察される．この運動学的特徴から，右股関節内転筋群および右足関節背屈筋群の筋

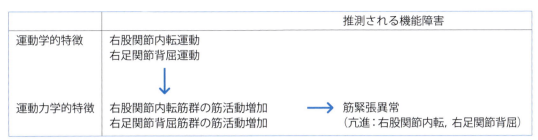

図Ⅱ-7 起き上がり動作（矢状面）における第2相の分析

図Ⅱ-8 起き上がり動作（矢状面）における終了肢位の分析

			推測される機能障害
運動学的特徴	体幹屈曲位，骨盤後傾位，右膝窩の浮き上がり	→	SLR制限 （右ハムストリングス短縮）
運動学的特徴	左手で右手を体幹前面で把持	→	運動麻痺 （右上肢）

活動増加が推測されるが，これは動作に対して不要なものであり，筋緊張異常（亢進）として右股関節内転，右足関節背屈が推測される．この相において推測される機能障害は，筋緊張異常（亢進：右股関節内転，右足関節背屈）である（図Ⅱ-7）．

【終了肢位】

長坐位での構え（姿勢）は，体幹屈曲位，骨盤後傾位，右膝窩の浮き上がりであり，さらには左手で右手を体幹前面にて把持している．右膝窩の浮き上がりから，機能障害としてハムストリングス短縮が推測される．終了肢位で推測される機能障害は，SLR制限（右ハムストリングス短縮），運動麻痺（右上肢）である（図Ⅱ-8）．

③ 前額面

【開始肢位】

背臥位での構え（姿勢）は，右手関節の過剰な掌屈位，右股関節内旋位である．この運動学特徴から機能障害として，右手関節背屈，右股関節外旋の関節可動域制限が推測される．運動力学的特徴として，右手関節掌屈筋群および右股関節内旋筋群の筋活動増加が考えられる．これは，筋緊張異常によるものと推測される．開始肢位で推測される機能障害は，関節可動域制限（右手関節背屈，右股関節外旋），筋緊張異常（亢進：右手関節掌屈筋群，右股関節内旋筋群）である（図Ⅱ-9）．

【第1相】

第1相における運動学的特徴としては，右肩関節外転運動，体幹左側屈，骨盤左傾の不足，右足関節内転・回外運動が観察される．運動力学的特徴として，右肩関節

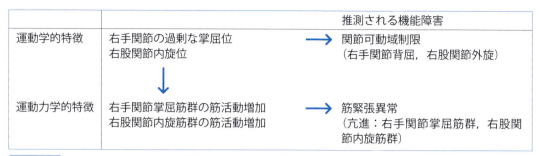

図Ⅱ-9 起き上がり動作（前額面）における開始肢位の分析

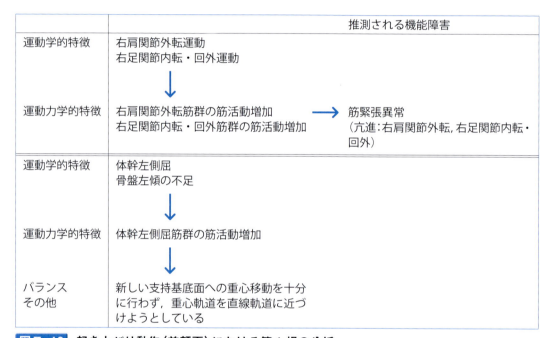

図Ⅱ-10 起き上がり動作（前額面）における第1相の分析

外転筋群，体幹左側屈筋群，右足関節内転・回外筋群の筋活動増加が推測される．体幹左側屈および骨盤左傾の不足は，新しい支持基底面への重心移動を十分に行わず，重心軌道を直線軌道に近づけようとしていると考えられる．右肩関節外転，右足関節内転・回外の筋活動増加は動作に対して不要なものであり，筋緊張異常（亢進）が疑われる．この相において推測される機能障害は，筋緊張異常（亢進：右肩関節外転，右足関節内転・回外）である（図Ⅱ-10）．

【第2相】

第2相における運動学的特徴としては，右股関節内転運動，右肩関節水平外転運動，右股関節外転運動，右肩甲帯下制が観察される．運動力学的特徴として，右股関節内

		推測される機能障害
運動学的特徴	右肩関節水平外転運動 右肩甲帯下制 ↓	
運動力学的特徴	右肩関節水平外転筋群の筋活動増加 右肩甲帯挙上筋群の筋活動不足	→ 筋緊張異常 （亢進：右肩関節水平外転筋群，低下：右肩甲帯挙上筋群）
運動学的特徴	右股関節内転運動 右股関節外転運動 ↓	
運動力学的特徴	右股関節内転筋群の筋活動増加 右股関節外転筋群の筋活動増加	→ 筋緊張異常 （亢進：右股関節内転）

図Ⅱ-11 起き上がり動作（前額面）における第2相の分析

転筋群，右肩関節水平外転筋群，右股関節外転筋群の筋活動増加が推測される．右股関節内転筋群と右肩関節水平外転筋群の筋活動増加は動作に対して不要なものであり，筋緊張異常（亢進）が疑われる．また，右股関節外転筋群の筋活動増加は，内転した股関節を長坐位の構え（姿勢）に移行するための筋活動である．一方，右肩甲帯挙上筋群の筋活動不足によって右肩甲帯下制が生じていると推測されるが，これは筋緊張異常（低下）が疑われる．この相において推測される機能障害は，筋緊張異常（亢進：右股関節内転筋群，右肩関節水平外転筋群，低下：右肩甲帯挙上筋群）である（図Ⅱ-11）．

【終了肢位】

長坐位での構え（姿勢）は，体幹右側屈位，骨盤左傾，両股関節屈曲・外転・外旋位（右側が大きい）が観察される．運動力学的特徴として，体幹右側屈筋群の筋活動が増加していると推測される．これは，体幹右側屈および骨盤左傾によって圧中心を左側へ移動させるための筋活動であると考えられる．このことからバランス要素として右側の安定性限界の狭小化が疑われる．一方，右股関節内転・内旋筋群の筋活動不足から右股関節屈曲・外転・外旋が生じていると推測され，筋緊張異常（低下）が疑われる．終了肢位において改めて推測される機能障害は，筋緊張異常（低下：右股関節内転・内旋），運動麻痺（右下肢）である（図Ⅱ-12）．

		推測される機能障害
運動学的特徴	体幹右側屈位，骨盤左傾 ↓	
運動力学的特徴	体幹右側屈筋群の筋活動増加 ↓	
バランスその他	右側安定性限界の狭小化 →	運動麻痺（右下肢）
運動学的特徴	両股関節屈曲・外転・外旋位（右＞左） ↓	
運動力学的特徴	右股関節内転・内旋筋群の筋活動不足 →	筋緊張異常（低下：右股関節内転・内旋）

図Ⅱ-12 起き上がり動作（前額面）における終了肢位の分析

2　立ち上がり動作

① 全体像

　本症例の立ち上がり動作は，独立して可能である．運動パターンは，終了肢位である立位の支持基底面上へ体重心移動してから第2相に移行することから，安定戦略に分類できる（図Ⅱ-13, 14）．時間的要素としては，動作完了までの時間は4.20秒であり，所要時間の延長が観察される（図Ⅱ-15, 16）．しかし，安定戦略ながら，体重心を移動させている点が踵部の後方であることからも所要時間は健常者遂行時間（4秒未満）に迫っている．体重心軌道は，第3相において滑らかさを欠いている．安定戦略を用いることにより推測される機能障害は，体幹屈筋群および股関節周囲の筋力低下である．

② 矢状面

【開始肢位】

　端坐位における構え（姿勢）は，両手部が大腿内側に位置し，下腿前傾角の不足，右足趾屈曲位，右足関節底屈位（右踵部の浮き上がり）である．この運動学的特徴から，機能障害として右足関節背屈および右足趾伸展の関節可動域制限が推定される．また，下腿前傾角の不足は，右足関節背屈の関節可動域制限に加えて，感覚障害も合わせて疑われる．右踵部の浮き上がりは，姿勢保持に対して不要なものであり，筋緊張異常（亢進）が疑われる．開始肢位で推測される機能障害は，関節可動域制限（右足趾伸展，右足関節背屈），筋緊張異常（亢進：右足関節底屈筋群，右足趾屈筋群），感覚障害（右下肢）である（図Ⅱ-17）．

【第1相】

　第1相における運動学的特徴としては，開始肢位から継続し，右肩関節屈曲・内旋位，右肘関節屈曲位，右手関節掌屈位，右踵部の浮き上がりが観察される．運動力学的特徴として，右手関節背屈筋群の筋活動不足が推測される．この相において推測される機能障害は，筋緊張異常（亢進：右肩関節屈筋群・肘関節屈筋群，低下：右手関節背屈筋群），運動麻痺（右上肢）である（図Ⅱ-18）．

【第2相】

　第2相における運動学的特徴としては，左足趾伸展運動が観察される．これは，左足趾伸展により圧中心を後方へ移動させ，バランスを制御したものと推測される．この相において，改めて推測される機能障害はとくにない（図Ⅱ-19）．

【第3相】

　第3相における運動学的特徴としては，左右非対称の膝関節伸展運動（右膝関節伸

基本情報および医学的情報
- 年齢：50歳代
- 性別：男
- 疾患：左脳梗塞
- 病巣：左中大脳動脈領域
- 経過：約3年経過

機能障害
- 運動麻痺：Brunnstrom recovery stage 右上下肢・手指Ⅲ
- 感覚機能障害：右上下肢・手指 中等度鈍麻
- 高次脳機能障害：非流暢性失語
- 筋緊張異常：右上下肢・手指亢進
- 関節可動域制限：右足関節背屈0度
- 非麻痺側筋力：MMT4レベル

運動パターン
安定戦略（stabilization strategy）

所要時間　4.20秒

矢状面（健常者が安定戦略を行ったときとの比較）

相	第1相 端坐位（開始肢位）	第2相	第3相	第4相	立位（終了肢位）
線画	（図）	（図）	（図）	（図）	（図）
運動学的特徴（関節運動、重心軌道、動作パターン）	・両手部大腿内側に位置・下腿前傾角の不足・右足底屈位 ・右踵部の浮き上がり（右足関節底屈位）	・左足趾伸展運動	・左右非対称の膝関節伸展運動（右膝関節伸展が早い）	・両股関節屈曲・伸展運動および両足関節底屈背屈運動	・右肘関節屈曲位
運動力学的特徴（筋活動、慣性など）	・右肩関節屈曲筋群・肘関節屈筋群の筋活動増加・右足底屈筋群の筋活動増加	・左足趾伸展筋群の筋活動増加		・両股関節屈曲筋群・伸筋群および両足関節底屈筋群・背屈筋群の筋活動増加	・右肘関節屈曲筋群の筋活動増加
バランス、その他		・左足趾伸展により圧中心を後方へ移動させている		・体重心、圧中心の前後方向調整をしている	
推測される機能障害	・関節可動域制限（右足趾伸展、右足関節背屈）・筋緊張異常（亢進：右肩関節屈筋群、低下：右足趾伸展）・感覚障害（右上下肢）	・筋緊張異常（亢進：右肩関節屈筋群、低下：右足関節背屈）・運動麻痺（右上肢）・関節可動域制限（右肩関節外旋、右足関節伸展、右手関節背屈）		・運動麻痺（右下肢）・筋緊張異常（亢進：右下肢）	・関節可動域制限（右肘関節伸展）・筋緊張異常（亢進：右肘関節屈曲、右足関節底屈・背屈）・運動麻痺（右上下肢）

前額面

相	第1相 端坐位（開始肢位）	第2相	第3相	第4相	立位（終了肢位）
線画	（図）	（図）	（図）	（図）	（図）
運動学的特徴	・右股関節外転位・外旋位・右肩甲骨外転・骨盤右傾・足底間帯の拡大	・体幹左傾・両股関節屈曲運動（左→右）・体重心の移動（中→右）	・重心の左側偏位	・体幹右側屈・骨盤右傾・体重心の移動（右→左）	・右股関節外旋位・体重心左側偏位
運動力学的特徴	・左脊柱起立筋群の筋活動増加・右肩甲帯挙上筋群の筋活動不足	・左股関節伸筋群の筋活動増加・右股関節伸筋群の筋活動不足		・体幹右側屈筋群の筋活動増加	
バランス、その他	・支持基底面の拡大	・右側安定性限界の狭小化			
推測される機能障害	・関節可動域制限（股関節外旋、右足関節内反）・筋緊張異常（低下：右肩甲帯挙上、右股関節内転）	・筋力低下（右股関節伸展）		・運動麻痺（右下肢）	

図Ⅱ-13 分析シート 立ち上がり（端坐位→立位）

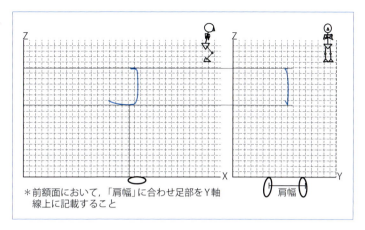

図Ⅱ-14 分析シート 重心軌道 1

＊前額面において，「肩幅」に合わせ足部をY軸線上に記載すること

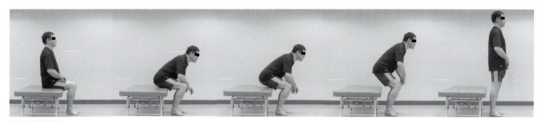

図Ⅱ-15 矢状面における立ち上がり動作の連続写真
所要時間 4.20 秒．開始肢位と終了肢位を含めて，一連の動作の特徴的な場面を切り出した．

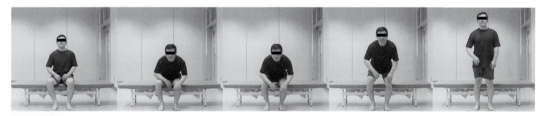

図Ⅱ-16 前額面における立ち上がり動作の連続写真
所要時間 4.20 秒．開始肢位と終了肢位を含めて，一連の動作の特徴的な場面を切り出した．

展が早い）が観察される．左右非対称の膝関節伸展は，股関節・膝関節・足関節において協調に欠く関節運動と考えられる．この相での推測される機能障害は，運動麻痺（右下肢），筋緊張異常（亢進：右下肢）である（図Ⅱ-20）．

【第4相】

第4相における運動学的特徴としては，両股関節屈曲・伸展運動および両足関節底屈・背屈運動が観察される．両股関節屈曲・伸展運動および両足関節底屈・背屈運動は，両股関節屈筋群・伸筋群，両足関節底屈筋群・背屈筋群の筋活動増加により，

		推測される機能障害
運動学的特徴	両手部が大腿内側に位置 （右肩関節屈曲・内旋位，右肘関節屈曲位，右手関節掌屈位）	
運動学的特徴	下腿前傾角の不足 →	関節可動域制限 （右足関節背屈） 感覚障害 （右下肢）
運動学的特徴	右足趾屈曲位 右踵部の浮き上がり （右足関節底屈位） ↓ →	関節可動域制限 （右足趾伸展，右足関節背屈）
運動力学的特徴	右足関節底屈筋群の筋活動増加 右足趾屈筋群の筋活動増加 →	筋緊張異常 （亢進：右足関節底屈筋群，右足趾屈筋群） 感覚障害 （右下肢）

図Ⅱ-17 立ち上がり動作（矢状面）における開始肢位の分析

		推測される機能障害
運動学的特徴	右肩関節屈曲・内旋位，右肘関節屈曲位，右手関節掌屈位 ↓ →	関節可動域制限 （右肩関節伸展・外旋，右肘関節伸展，右手関節背屈）
運動力学的特徴	右肩関節屈筋群・肘関節屈筋群の筋活動増加 右手関節背屈筋群の筋活動不足 →	筋緊張異常 （亢進：右肩関節屈筋群・肘関節屈筋群，低下：右手関節背屈筋群） 運動麻痺 （右上肢）

図Ⅱ-18 立ち上がり動作（矢状面）における第1相の分析

		推測される機能障害
運動学的特徴	左足趾伸展運動 ↓	
運動力学的特徴	左足趾伸展筋群の筋活動増加 ↓	
バランスその他	足圧中心を後方へ移動させることでバランスを制御	

図Ⅱ-19 立ち上がり動作（矢状面）における第2相の分析

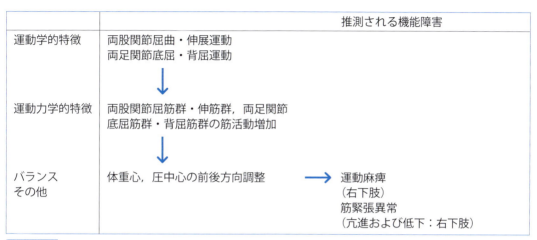

図Ⅱ-20 立ち上がり動作（矢状面）における第3相の分析

図Ⅱ-21 立ち上がり動作（矢状面）における第4相の分析

バランス要素としての体重心，圧中心の前後方向調整をしていると推測される．この前後方向調整は，通常よりも過剰に生じていることから，機能障害として股関節屈筋群・伸筋群および足関節底屈筋群・背屈筋群の運動麻痺および筋緊張異常（亢進・低下）が疑われる．この相において推測される機能障害は，運動麻痺（右下肢），筋緊張異常（亢進および低下：右下肢）である（図Ⅱ-21）．

【終了肢位】

終了肢位においては，右肘関節屈曲位が観察される．右肘関節屈曲は開始肢位から継続して生じており，機能障害として右肘関節伸展の関節可動域制限が推測される．また，立ち上がりから立位保持における非麻痺側の筋収縮に起因した連合反応として上肢屈筋共同運動が出現しているとも推測される．終了姿勢から推測される機能障害は，関節可動域制限（右肘関節伸展），筋緊張異常（亢進：右肘関節屈曲），運動麻痺（右上肢）である（図Ⅱ-22）．

③ 前額面

【開始肢位】

開始肢位では，右股関節外転位・外旋位，右足関節外反位，骨盤右傾，右肩甲帯下制，足底間隔の拡大が観察される．右股関節外転位・外旋位および右足関節外反位か

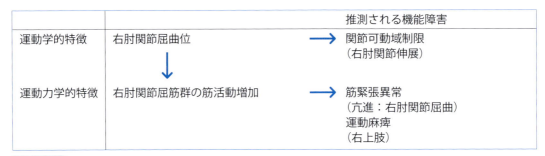

図Ⅱ-22 立ち上がり動作（矢状面）における終了肢位の分析

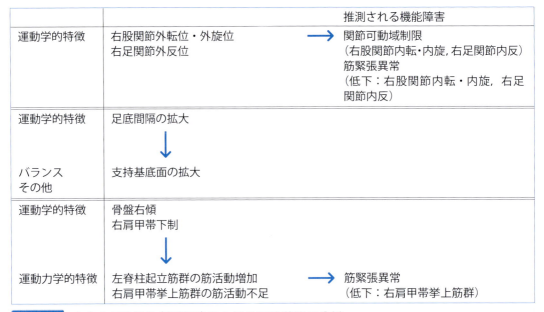

図Ⅱ-23 立ち上がり動作（前額面）における開始肢位の分析

ら，右股関節内転・内旋および右足関節内反の関節可動域制限と筋緊張異常（低下）が推測される．骨盤右傾および右肩甲帯下側から，運動力学的特徴として左脊柱起立筋群の筋活動増加と，右肩甲帯挙上筋群の筋活動不足が推測される．開始肢位にて推測される機能障害は，関節可動域制限（右股関節内転・内旋，右足関節内反），筋緊張異常（低下：右肩甲帯挙上筋群，右股関節内転・内旋，右足関節内反）である（図Ⅱ-23）．

【第1相】

第1相における運動学的特徴としては，体幹左傾，左右非対称の股関節屈曲運動が観察され，体重心は正中方向から左側へ偏位する．運動力学的特徴としては，左股関節伸筋群の筋活動増加，右股関節伸筋群の筋活動不足が推測される．バランス要素

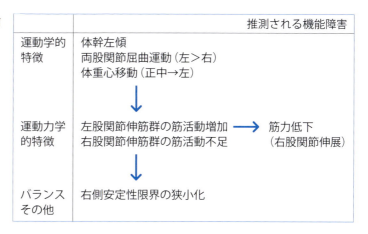

図Ⅱ-24 立ち上がり動作（前額面）における第1相の分析

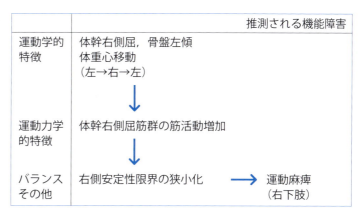

図Ⅱ-25 立ち上がり動作（前額面）における第3相の分析

としては，右側安定性限界の狭小化が推測される．この相で推測される機能障害は筋力低下（右股関節伸展）である（図Ⅱ-24）．

【第2相】

第2相における運動学的特徴としては，右股関節外転運動，両股関節屈曲運動（左側が大きい），体重心左側偏位が継続して観察される．この相において，改めて推測される機能障害はとくにない．

【第3相】

第3相における運動学的特徴としては，体幹右側屈，骨盤左傾が観察される．これは，左側へ偏位している体重心を正中方向へ戻すための補償として生じていると考えられ，運動力学的特徴として体幹右側屈筋群の筋活動増加が推測される．体重心は，左側から正中線を越え右側へ，その後再び左側へ移動する．また，体重心が左側偏位していることから，バランス要素として右側安定性限界の狭小化が考えられる．この相において推定される機能障害は運動麻痺（右下肢）である（図Ⅱ-25）．

【第4相】

　第4相では，右股関節外旋位，体重心左側偏位が観察される．第1相から一貫して右側安定性限界の狭小化が推測される．この姿勢で改めて推測される機能障害はとくにない．

【終了肢位】

　終了肢位では第4相から継続し，右股関節外旋位，体重心左側偏位が観察される．この姿勢で改めて推測される機能障害はとくにない．

③ 歩　行

① 全体像

　本症例は，日常の歩行においてはT字杖および短下肢装具を使用している．ここに示す分析例は補助具なしの歩行である．歩行パターンは前型で，歩幅は非対称，右下肢の接地位置は一定していない（図Ⅱ-26〜28）．

　代表的な歩行指標の数値は，歩行速度0.61m/s，歩行率65.2steps/minである．重心軌道は矢状面では1歩行周期に二峰性（図Ⅱ-29），前額面では左側上方に凸な8の字である（図Ⅱ-30）．

　相区分（Rancho Los Amigos National Rehabillitation Centerによる定義）では，着床初期と荷重反応期，立脚後期と前遊脚期，遊脚中期と遊脚終期を明確に分けられず，5相となっている．

　以下の分析において，右側の歩行周期を基準とし，左側は反対側と表現する．

② 矢状面

【着床初期・荷重反応期】

　右上肢屈曲位，右膝関節伸展の不足，右足部外側接地（右足関節背屈不足・回外），

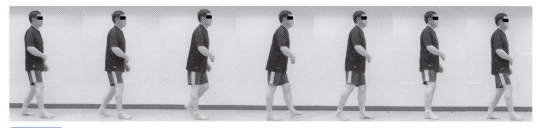

図Ⅱ-26 矢状面における歩行1周期の連続写真
所要時間1.84秒．各相の特徴的な場面を切り出した．

図Ⅱ-27 前額面における歩行1周期の連続写真
所要時間1.84秒．各相の特徴的な場面を切り出した．

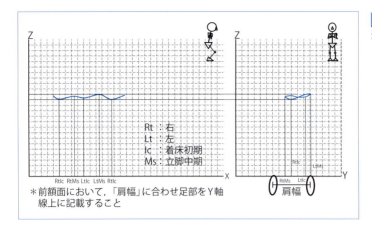

図Ⅱ-28 分析シート 重心軌道2

右足趾屈曲位，反対側膝関節の過剰な屈曲運動，反対側足関節底屈運動の不足が観察される．その後，体幹前傾，右膝関節の過剰な屈曲運動，右膝関節伸展スラスト（右膝関節伸展運動，右足関節底屈運動）が観察される．初めに，右足関節外側接地と右足趾屈曲位から推測される機能障害は，右足関節背屈・回内および右足趾伸展の関節可動域制限，右足関節底屈・内転・回外筋群および右足趾屈筋群の筋緊張異常（亢進），運動麻痺（右下肢）である．

次に，右膝関節伸展スラストは，体幹前型位により膝上重心が右膝関節の前方を通るため，重力モーメントが膝関節伸展に作用して生じていると考えられる．また，右足関節底屈筋群の過剰な筋活動も伸展スラストの原因となる可能性はある．運動力学的特徴として，体幹前傾から，体幹伸筋群の筋活動増加，右膝関節の過剰な屈曲から，右膝関節伸筋群の筋活動増加が推測される．歩行周期に一貫して観察される右肘関節屈曲と右足趾屈曲は片麻痺患者に多く観察され，筋緊張異常が原因と考えられる．反対側膝関節の過剰な屈曲運動と反対側足関節底屈運動の不足は，バランス要素としての初期接地の緩衝作用と考えることができる．この相において推測される機能障害は，関節可動域制限（右上肢伸展，右膝関節伸展，右足関節背屈・回内，右足趾伸展），筋緊張異常（亢進：右足関節底屈・内転・回外筋群，右足趾屈筋群），運動麻痺（右上・下肢）である（図Ⅱ-31）．

【立脚中期】

体幹前傾，右膝関節伸展スラスト（右膝関節伸展運動，右足関節底屈運動）は荷重反応期から相をまたいで生じている．この相において改めて推測される機能障害はとくにない．

【立脚後期・遊脚前期】

右股関節の過剰な伸展運動，右膝関節屈曲運動の不足，右足関節底屈運動の不足，骨盤の過剰な右回旋運動が観察される．この運動学的特徴から推測される機能障害は，

基本情報および医学的情報

- 年齢：50歳代
- 性別：男
- 疾患：左脳梗塞
- 病巣：左中大脳動脈領域
- 経過：約3年経過

機能障害

- 運動麻痺：Brunnstrom recovery stage 右上下肢・手指Ⅲ
- 感覚障害：右上下肢・手指 中等度鈍麻
- 高次脳機能障害：非流暢性失語
- 筋緊張亢進：右下肢・手指亢進
- 関節可動域制限：右足関節背屈0度
- 非麻痺側筋力：MMT4レベル

必要な補助具（杖や装具など）：

- セラピストの介助の有無：なし
- 運動パターン：前型
- 立脚終期と遊脚前期、遊脚中期と遊脚終期の明確な相分けができない
- 歩行速度：0.61m/s
- 歩行率：65.2steps/min

矢状面

Rancho Los Amigosの相区分	着床初期	荷重反応期	立脚中期	立脚終期・遊脚前期	遊脚初期	遊脚中期・遊脚終期
杖をつくタイミング						
線画						
運動学的特徴（関節運動、重心軌道、動きパターン）	・右上肢屈曲位 ・右膝関節伸展の不足 ・右足部外側接地（右足関節背屈不足・回外） ・反対側膝関節屈曲運動の不足 ・反対側足関節底屈運動の不足	・体幹前傾 ・右膝関節の過剰な屈曲 ・右足関節底屈運動（右足関節底屈運動） ・上肢の振りの消失		・右股関節の過剰な伸展運動 ・右膝関節屈曲の不足 ・右足関節底屈運動の不足 ・骨盤の過剰な右回旋運動	・右膝関節屈曲運動の不足 ・右足関節背屈運動の不足	・右膝関節伸展運動のズレ ・反対側の過剰な膝関節屈曲運動 ・骨盤後傾
運動力学的特徴（筋活動、慣性など）	・右上肢屈筋群の筋活動増加 ・右膝関節伸展筋群の筋活動不足 ・右足関節底屈筋群の筋活動増加 ・反対側膝関節屈筋群の筋活動不足 ・反対側足関節底屈筋群の筋活動増加	・体幹伸筋群の筋活動の消失 ・右膝関節伸展筋群の筋活動増加		・右膝関節伸展筋群の過剰な活動増加 ・右足関節底屈筋群の筋活動不足	・右膝関節屈筋群の筋活動不足 ・右足関節背屈筋群の筋活動不足	・体幹伸筋群の筋活動増加 ・右膝関節伸展筋群の筋活動不足 ・反対側膝関節伸展筋群の過剰な筋活動
バランス、その他		・膝上重心が右膝関節の前方を通るため、重力モーメントが右膝関節伸展に作用、または右股関節底屈筋活動と足関節底屈運動により伸展モーメント出現				・骨盤後傾は右歩幅の増大に寄与
推測される機能障害	・運動麻痺（右上・下肢） ・筋緊張亢進（右膝関節伸展、右足関節底屈・内転、右足趾屈曲、右足関節底屈） ・関節可動域制限（右膝関節伸展、回内、右足趾伸展）	・筋緊張亢進（六進：右足関節底屈）		・筋力低下（右足関節底屈） ・関節可動域制限（右足関節底屈）	・筋力低下（右膝関節屈曲、右足関節背屈、右足関節背屈筋群） ・関節可動域制限（右膝関節屈曲、右足関節背屈）	・筋力低下（右膝関節伸展） ・関節可動域制限（右膝関節伸展）

図Ⅱ-29 分析シート 歩行 矢状面

基本情報および医学的情報

- 年齢:50歳代
- 性別:男
- 疾患:左被殻出血
- 病巣:左中大脳動脈領域
- 経過:約3年経過

機能障害

- 運動麻痺:Brunnstrom recovery stage 右上下肢・手指Ⅲ
- 感覚障害:右上下肢・手指 中等度鈍麻
- 高次脳機能障害:非流暢性失語
- 筋緊張異常:右上下肢・手指亢進
- 関節可動域制限:右足関節背屈0度
- 非麻痺側筋力:MMT4レベル

必要な補助具(杖や装具など):

- セラピストの介助の有無:なし
- 運動パターン:前型
- 立脚初期と遊脚前期、遊脚中期と遊脚終期が明確に相分けできない
- 歩行速度:0.61m/s
- 歩行率:65.2steps/min

矢状面

Rancho Los Amigosの相区分	着床初期・荷重応期	立脚中期	立脚終期・遊脚前期	遊脚初期	遊脚中期・遊脚終期
線画(杖をつくタイミング)					
運動学的特徴(関節運動、重心軌道、動作パターン)	・右股関節内転運動の不足 ・歩隔の拡大	・骨盤水平位	・体幹右側屈 ・骨盤左傾 ・反対側股関節外転運動	・右股関節外転運動 ・体幹右側屈 ・骨盤左傾	・右足関節背屈運動の不足
運動力学的特徴(筋活動、慣性など)	・体幹右側屈筋群の筋活動増加 ・右肩関節外転筋群の筋活動増加 ・右股関節外転筋群の筋活動不足	・左脊柱起立筋群・腰方形筋の筋活動増加	・体幹右側屈筋群の筋活動増加	・右股関節外転筋群の筋活動増加 ・右膝関節屈筋群の筋活動不足 ・右足関節背屈筋群の筋活動不足 ・体幹右側屈筋群の筋活動増加	
バランス、その他					
推測される機能障害	・筋緊張異常(亢進:右肩関節外転) ・筋力低下(右股関節外転) ・運動麻痺(右上肢)	・関節可動域制限(右股関節内転) ・筋力低下(右股関節外転)		・筋力低下(右膝関節屈曲、右足関節背屈) ・運動麻痺(右下肢)	

図Ⅱ-30 分析シート 歩行 前額面

			推測される機能障害
運動学的特徴	右上肢屈曲位	→	関節可動域制限 (右上肢伸展)
運動力学的特徴	右上肢屈筋群の筋活動増加	→	筋緊張異常 (亢進：右上肢) 運動麻痺 (右上肢)
運動学的特徴	右膝関節伸展の不足	→	関節可動域制限 (右膝関節伸展)
運動力学的特徴	右膝関節伸展筋群の筋活動不足	→	運動麻痺 (右下肢)
運動学的特徴	右足部外側接地 (右足関節背屈不足・回外)	→	関節可動域制限 (右足関節背屈・回内)
運動力学的特徴	右足関節底屈・内転・回外筋群の筋活動増加	→	筋緊張異常 (亢進：右足関節底屈筋群・内転筋群・回外筋群) 運動麻痺 (右下肢)
運動学的特徴	右足趾屈曲位	→	関節可動域制限 (右足趾伸展)
運動力学的特徴	右足趾屈筋群の筋活動増加	→	筋緊張異常 (亢進：右足趾屈筋群)
運動学的特徴	反対側膝関節の過剰な屈曲運動 反対側足関節底屈運動の不足		
運動力学的特徴	反対側膝関節伸筋群の筋活動増加 反対側足関節底屈筋群の筋活動増加		
バランス その他	初期接地の緩衝作用	→	運動麻痺 (右下肢)

図Ⅱ-31(1) 歩行（矢状面）における着床初期および荷重反応期の分析

右足関節底屈の関節可動域制限である．さらに，運動力学的特徴は右足関節底屈筋群の筋活動不足が考えられる．この相において推測される機能障害は，関節可動域制限（右足関節底屈），筋力低下（右足関節底屈）である（図Ⅱ-32）．

【遊脚初期】

右膝関節屈曲運動の不足，右足関節背屈運動の不足が観察される．右足関節背屈運動の不足は遊脚終期まで継続し，推測される機能障害としては右足関節背屈の関節可

		推測される機能障害
運動学的特徴	右膝関節伸展スラスト （右膝関節伸展運動，右足関節底屈運動）	
運動力学的特徴	↓	
バランス その他	膝上重心が右膝関節の前方を通るため，重力モーメントが膝関節伸展に作用．右足関節底屈筋群の過剰な筋活動により伸展スラスト出現	→ 筋緊張異常 （亢進：右足関節底屈）
運動学的特徴	体幹前傾 右膝関節の過剰な屈曲運動	
	↓	
運動力学的特徴	体幹伸筋群の筋活動増加 右膝関節伸筋群の筋活動増加	

図Ⅱ-31（2） 歩行（矢状面）における着床初期および荷重反応期の分析

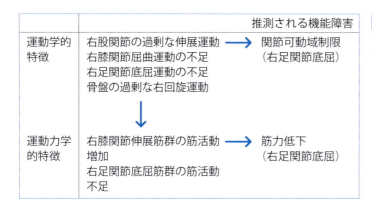

図Ⅱ-32 歩行（矢状面）における立脚終期および遊脚前期の分析

動域制限，右足関節背屈筋群の筋力低下，運動麻痺（右下肢）が推測される．クリアランスを確保するには右股関節・膝関節屈曲運動を大きくする必要があるが，本症例では観察されない．これにより，右膝関節屈筋群の筋活動不足から筋力低下が推測される．この相において推測される機能障害は，関節可動域制限（右膝関節屈曲，右足関節背屈），筋力低下（右膝関節屈筋群，右足関節背屈筋群）である（**図Ⅱ-33**）．

【遊脚中期・遊脚終期】

右膝関節伸展運動の不足，反対側膝関節の過剰な屈曲運動，骨盤後傾が観察される．その後，反対側膝関節の過剰な屈曲運動，反対側足関節底屈運動の不足が観察される．初めに，反対側膝関節の過剰な屈曲運動は，遊脚肢の接地を補助する運動と考えられ，接地時の緩衝作用や前方への重心移動を抑制している．骨盤後傾は右歩幅の増大に寄

		推測される機能障害
運動学的特徴	右膝関節屈曲運動の不足 右足関節背屈運動の不足	→ 関節可動域制限 （右膝関節屈曲，右足関節背屈）
運動力学的特徴	右膝関節屈筋群の筋活動不足 右足関節背屈筋群の筋活動不足	→ 運動麻痺 （右下肢） 筋力低下 （右膝関節屈筋群，右足関節背屈筋群）

図Ⅱ-33 歩行（矢状面）における遊脚初期の分析

図Ⅱ-34 歩行（矢状面）における遊脚中期および遊脚終期の分析

		推測される機能障害
運動学的特徴	骨盤後傾	
運動力学的特徴	体幹屈筋群の筋活動増加 右股関節屈筋群の筋活動不足	→ 筋力低下 （右股関節屈曲）
バランスその他	右歩幅の増大に寄与	
運動学的特徴	右膝関節伸展運動の不足 反対側膝関節の過剰な屈曲運動	→ 関節可動域制限 （右膝関節伸展）
運動力学的特徴	右膝関節伸展筋群の筋活動不足	→ 筋力低下 （右膝関節伸展）
運動学的特徴	反対側膝関節の過剰な屈曲運動 反対側足関節底屈運動の不足	
運動力学的特徴	反対側膝関節伸展筋群の筋活動増加 反対側足関節底屈筋群の筋活動不足	

		推測される機能障害
運動学的特徴	右肩関節外転位 ↓	
運動力学的特徴	右肩関節外転筋群の筋活動増加 →	筋緊張異常 （亢進：右肩関節外転） 運動麻痺 （右上肢）
右立脚期		推測される機能障害
運動学的特徴	右股関節外転位 → 右股関節内転運動の不足 ↓	関節可動域制限 （右股関節内転）
運動力学的特徴	右股関節外転筋群の筋活動不足 →	筋力低下 （右股関節外転）
運動学的特徴	骨盤水平位 ↓	
運動力学的特徴	左脊柱起立筋群・腰方形筋の筋活動増加	
運動学的特徴	体幹右側屈 骨盤左傾 反対側股関節外転運動 ↓	
運動力学的特徴	体幹右側屈筋群の筋活動増加	
右遊脚期		推測される機能障害
運動学的特徴	体幹右側屈，骨盤左傾 右股関節外転運動・内転運動 右足関節背屈運動の不足 ↓	
運動力学的特徴	体幹右側屈筋群の筋活動増加 右股関節外転筋群の筋活動増加 右膝関節屈筋群の筋活動不足 右足関節背屈筋群の筋活動不足 ↓	→ 筋力低下 （右膝関節屈曲，右足関節背屈） 運動麻痺 （右下肢） 筋緊張異常 （亢進：右足関節底屈筋群・回外筋群）
バランス その他	体幹右側屈、右股関節外転・外旋はクリアランス確保のための補償	

図Ⅱ-35 歩行（前額面）における分析

与している.

次いで，反対側膝関節の過剰な屈曲運動と反対側足関節底屈運動の不足は，遊脚肢の接地を補助する運動と考えられ，接地時の緩衝作用や前方への重心移動を抑制している．この相において推測される機能障害は，筋力低下（右股関節屈曲，右膝関節伸展），関節可動域制限（右膝関節伸展）である（図Ⅱ-34）．

③ 前額面

1歩行周期を通し運動学的特徴として，右肩関節外転位，歩隔の拡大が観察される．右肩関節外転位から右肩関節外転筋群の筋活動増加が推測され，機能障害として筋緊張異常（亢進：右肩関節外転筋群）が疑われる．

立脚相においては，着床初期では右股関節外転位，荷重反応期では右股関節内転運動の不足が観察される．これにより，右股関節外転筋群の筋活動不足が推測される．立脚中期では体幹右側屈に伴い，骨盤水平位となる．運動力学的特徴としては，左脊柱起立筋群・腰方形筋の筋活動増加が推測される．

立脚終期では体幹右側屈，骨盤左傾，反対側股関節外転運動が観察され，体幹右側屈筋群の筋活動増加が推測される．

遊脚相においては，体幹右側屈，骨盤左傾，右股関節外転運動から内転運動，右足関節背屈運動の不足が観察される．体幹右側屈，骨盤左傾は立脚終期・遊脚前期から遊脚中期・遊脚終期まで継続するが，この運動学的特徴はクリアランスの確保が目的と考えられる．そして，右股関節は遊脚初期から遊脚中期まで外転し，遊脚終期では内転する．この下肢運動パターンは草刈り歩行（分回し歩行）として知られ，これもまたクリアランス確保が目的である．このことから機能障害として，右膝関節屈曲および右足関節背屈の筋力低下，運動麻痺（右下肢），右足関節底屈筋群・回外筋群の筋緊張異常が疑われる．

前額面から推測される機能障害は，筋力低下（右股関節外転，右膝関節屈曲，右足関節背屈），関節可動域制限（右股関節内転），運動麻痺（右上下肢），筋緊張異常（亢進：右肩関節外転，右足関節底屈・回外）である（図Ⅱ-35）．

④ 各動作において推測された機能障害の整理

各動作で推測された機能障害を整理したのが表Ⅱ-2である．他の動作などで観察され，棄却された機能障害についても記載する．それをもとに，実施すべき機能テストを表Ⅱ-3にまとめる．

表Ⅱ-2 検証すべき機能障害の整理

	機能障害	起き上がり	立ち上がり	歩 行
検証すべき機能障害	筋緊張異常	右肩甲帯挙上（低下） 右肩関節屈曲（亢進） 右肩関節外転（亢進） 右肩関節水平外転（亢進） 右手関節掌屈（亢進） 右腸腰筋（亢進） 右股関節内転（亢進） 右股関節内旋（亢進・低下） 右足関節背屈（亢進） 右足関節内転・回外（亢進） 右足趾屈曲（亢進）	右肩甲帯挙上（低下） 右肩関節屈曲（亢進） 右肘関節屈曲（亢進） 右手関節背屈（低下） 右股関節屈曲（亢進・低下） 右股関節伸展（亢進・低下） 右股関節内転・内旋（低下） 右足関節背屈（亢進・低下） 右足関節底屈（亢進・低下） 右足趾屈曲（亢進）	右肩関節外転（亢進） 右足関節底屈・回外（亢進） 右足関節内転・回外（亢進） 右足趾屈曲（亢進）
	運動麻痺	右上肢 右下肢	右上肢 右下肢	右上肢 右下肢
	筋力低下	体幹屈曲 体幹左回旋 右前鋸筋	右股関節伸展	右股関節屈曲 右股関節外転 右膝関節屈曲 右膝関節伸展 右足関節底屈 右足関節背屈
	運動失調			
	感覚障害		右下肢	
	高次脳機能障害			
	関節可動域制限	体幹屈曲 体幹左回旋 右肩甲帯屈曲 右肘関節伸展 右手関節背屈 右ハムストリングスの短縮 右膝関節伸展 右足趾伸展	右肩関節伸展 右肩関節外旋 右肘関節伸展 右手関節背屈 右足関節背屈 右足関節内反 右足趾伸展	右上肢伸展 右膝関節伸展 右足関節背屈・回内 右足関節底屈 右足趾伸展
棄却された機能障害	関節可動域制限	右股関節外旋	右股関節内転・内旋	右股関節内転 右膝関節屈曲

表Ⅱ-3 検証すべき機能障害の整理と対応する機能評価

機能障害		機能テスト
筋緊張異常	右肩甲帯挙上（低下） 右肩関節屈曲（亢進） 右肩関節外転（亢進） 右肩関節水平外転（亢進） 右手関節背屈（低下） 右手関節掌屈（亢進） 右股関節屈曲（亢進・低下） 右股関節伸展（亢進・低下） 右股関節内転（亢進・低下） 右股関節内旋（亢進・低下） 右足関節背屈（亢進・低下） 右足関節底屈（亢進・低下） 右足関節底屈・回外（亢進） 右足関節内転・回外（亢進） 右足趾屈曲（亢進）	筋緊張検査（被動性） modified Ashworth scale
運動麻痺	右上肢 右下肢	Brunnstrom recovery stage Motricity index
筋力低下	体幹屈曲 体幹左回旋 右前鋸筋 右股関節屈曲 右股関節外転 右膝関節屈曲 右膝関節伸展 右足関節背屈 右足関節底屈	MMT Motricity index
関節可動域制限	体幹屈曲 右手関節背屈 SLR 右足関節背屈 右足趾伸展	ROM test

コラム

観察から推測する筋緊張異常

　中枢神経障害の動作遂行の阻害因子の一つとして，筋緊張異常が挙げられる．筋緊張が正常に調整されていることが，正常な筋力発揮や姿勢制御には不可欠である．それゆえ，ひとたび異常をきたすと，円滑でタイミングの良い運動が実現困難となり，安定した姿勢も保持できなくなるなどの問題を引き起こす．また，筋緊張亢進はWernicke-Mann肢位などの特徴的な構え（姿勢）を強制するような連合反応の増強とも関連する．

　さて，臨床での動作分析をみていると，筋緊張異常の推測に確からしさを欠いていると感じることがある．先に述べたように筋緊張異常による影響は大きいのであるが，身体運動学をベースにした因果論的推論を経ないまま，各種疾患の病理学的背景から動作と筋緊張異常の関係を一面的に結論づけているように思えてならない．以下に筋緊張低下を例に挙げる．

　脳卒中片麻痺患者では，特徴的な姿勢をとることがある．その1つである端坐位での脊柱後彎・骨盤後傾位の姿勢を想像してもらいたい．健常成人であれば"きちんと姿勢よく坐る（体幹伸展・骨盤前後傾中間位にて持続的に保持）"ことが可能であるが，片麻痺患者ではなんらかの機能障害があるため，きちんとした姿勢をとれないことがある．臨床ではそのなんらかの機能障害を推定するのであるが，身体運動学視点から必要条件を考えるために次のような思考実験をしてみてもらいたい．すなわち，この特徴的な姿勢をきちんとした姿勢へ修正するには，体幹伸展運動・骨盤前傾運動が必要となる．そのため，その動力源（筋トルク）を生み出すには体幹伸筋群と両腸腰筋の筋活動が最低限必要となるのがわかるであろう．他にも，後方への外乱に備えて腹筋群の同時収縮が生じている場合もあるが，それが必須ではないことは先の説明からもわかる．また，構造の問題も考えられることから，脊柱の伸展制限や股関節屈曲制限を推定することも可能である．したがって，機能障害として第一に検証すべきは脊柱と股関節の可動域制限と，体幹伸筋群および腸腰筋の筋力低下である．そのうえで，これらに機能障害が認められない場合には，体幹を安定させるための同時収縮としての筋活動や筋持久力について検討していくことになる．この姿勢を観察した際に腹筋群の筋緊張低下を推測することは，身体運動学の観点からすると疑問が生じるのである．

　中枢神経障害においては，筋緊張異常が評価により明らかであっても，必ずしも動作阻害の第一の要因となるわけではないので，十分注意する必要がある．当然，先ほどの姿勢も症例によっては機能障害を検証していく過程で，腹筋群の筋緊張低下に帰結することも否定で

きない．しかし，動作分析において科学的な手続きを経ない思い込み（先入観）で機能障害を推測することは避けなくてはいけない．

　繰り返しになるが，運動・動作分析では理論的背景を明確にすることが大事であり，すべての運動・動作は，身体運動学的に整合性のとれた説明がなされなくてはならず，正常から逸脱していても決して異なるわけではない．

　"似て非なり"．

　臨床では似たような現象を何度も観察することで，推論過程を省くこともあるかもしれないが，実際には全く異なるかもしれない．そこには思わぬ落とし穴が待っていることも忘れてはならないのである．

III 運動器疾患

Ⅲ 運動器疾患

1 運動器疾患における分析のポイント

1 はじめに

　運動器疾患の場合，中枢神経疾患と比べて障害される部位は限局している場合が多い（例えば，中枢神経疾患では，脳卒中により半側上下肢の運動麻痺が生じるのに対して，運動器疾患ではある関節の変性やある体節の骨折など）．したがって，ある部位でのさまざまな機能障害が，当該部位の構え（姿勢）や運動を正常から逸脱させ，さらに，その逸脱が運動連鎖によって隣接した体節へも影響を及ぼすこととなる[4, 35]．すなわち，運動器疾患における運動，動作分析のポイントは，障害部位におけるアライメントや運動の正常からの逸脱が，隣接部位や体重心の運動にどのように影響しているかを推測することである．

　ただ，高齢者や関節リウマチなどの慢性疾患の場合，機能障害が重複して生じていることが多く，それらは相互に関係し合っている．そのため，疾患特異的な姿勢や運動は観察されない場合がある．ゆえに，慢性疾患を対象とした姿勢や運動の分析では，全身を総合的に観察して，疾患の特異性にとらわれない多角的な視点が必要となる．また，神経症状がある場合は，末梢神経や髄節に沿った神経支配領域に障害が起きるため，支配神経領域の検査を併用しながら分析を行うこととなる．

　疼痛の惹起や術後の運動の不安感など，精神的な状態が運動へ影響を及ぼすこともあるが，それらの原因を取り除くことで精神状態が改善されることが多いため，ここではそのことについては述べない．

2 正常から逸脱した姿勢や運動パターンを形成する原因

　Perry[36]が分類している異常歩行へ影響を与えるカテゴリーを参考にしつつ，それらをさらに細分化した．なぜなら，臨床で運動や動作を分析して介入手段を検討する際に，介入の対象となる組織や器官を適切に捉えることができるからである．さらに，その対象が可逆的か不可逆的であるかの判断が適切な介入手段の選択につながるからである．

① 疼　痛

　運動器疾患における主たる要因であり，炎症や筋および関節などの組織に対する物理的な過負荷に起因する．Perry[36]が分類している疼痛の節には，疼痛の結果として生じる筋力の弱化も疼痛が歩行へ影響を及ぼす因子として含めているが，ここでは，その筋力の弱化は筋力低下として区分する．

② 荷重制限

　下肢の手術後や骨折後の保存的治療時などに，それらの部位の治癒促進を目的として荷重量がコントロールされている状態を指す．

③ 手術および骨折などによる禁忌肢位

　人工骨頭置換術後や股関節全置換術（THA）後，もしくは脊柱の骨折・手術後に強制される姿勢や運動の制限を指す．脊椎圧迫骨折後のコルセットによる運動制限もこれに含まれる．

④ 変形（骨格系）

　変形性関節症や外反母趾などの外科的な治療を施さない限り改善することのない，構造的に不可逆的な状態を指す．Perry[36]が分類する変形（deformity）では，筋や靱帯の変性に起因する拘縮も含まれているが，ここでは拘縮を関節可動域制限に含めることとする．

⑤ 神経絞扼

　末梢神経麻痺や後縦靱帯骨化症，脊柱管狭窄症などに起因したしびれや運動もしくは感覚障害などの神経症状が出現するものを指す．

⑥ 感覚障害

　人工関節手術や靱帯損傷による固有感覚の機能低下や，糖尿病などの末梢循環障害に起因する感覚の低下を指す．

⑦ 関節可動域制限

　拘縮や強直，癒着などに起因するものを指す．つまり，関節可動域制限の原因が疼痛や禁忌肢位にある場合とは区別して状態を把握する．

⑧ 筋機能低下

a．量 的

筋力の低下を主に指す．その原因は，筋萎縮による絶対筋力の低下や腫脹などによる筋出力の抑制などに起因する．inner muscle（local muscle）と outer muscle（global muscle）間，もしくは共同筋同士の筋張力のバランス不良を含む．

b．質 的

協調性を主に指す．発揮すべきタイミングのずれ（反応時間）や主動筋と拮抗筋の協調的な働きの不良などを指す．

姿勢や運動パターンでとくに注目すべき点

神経症状の有無によって機能障害を推測するうえで注目するポイントが異なる．

① 神経症状がない場合

中枢性疾患と比較して特定の部位（筋や関節，体節など）に障害を生じている場合が多く，その部位の運動を観察して推測される障害を分析する．その際，その障害部位の運動は，隣接する部位へ影響を与えている場合と，隣接した部位から影響を受けている場合がある．つまり，その障害部位自体に機能障害がある場合と隣接部位の機能障害のために当該部位の負荷が増加する場合がある．そのため，隣接した関節運動の観察は重要なポイントである．ただし，重複した障害をもつ場合や高齢者の場合は全身的な評価となり，当てはまらない場合もある

② 神経症状がある場合

障害を受けている神経もしくは髄節に沿った運動・感覚障害が生じている可能性がある．神経がなんらかの原因（例えば，椎間板ヘルニアや梨状筋症候群など）によって刺激され，疼痛が生じている場合には逃避性の運動が現われる．また，病変によっては特有の名称がついた運動や動作（下垂足や間欠性跛行）が存在しているため，その場合には絞扼もしくは障害を受けている神経を推測できる．

4 各原因が姿勢や動作へ及ぼす影響

① 疼　痛

　逃避性の運動を引き起こし，障害部位に隣接した関節の代償運動を生じさせる．また，腫脹などにより抑制性ニューロンの活動が亢進し，筋出力の低下が生じる．

② 荷重制限

　障害側下肢への荷重量が制限されることにより，荷重量の左右非対称性が生じる場合がある．その結果，非障害側の筋の過活動が生じる．また，安定性限界が狭小化し，バランス能力が低下する．

③ 手術による禁忌肢位

　構えや運動範囲の制限を受けることにより，隣接関節の代償的な構えや運動が強制される場合がある．それに伴って，関節への過負荷や筋の過活動が生じる．

④ 変　形

　変形のある関節それ自体や隣接する関節に正常から逸脱した構えや運動パターンが強制される．そのため，関節への物理的ストレスの増加や逸脱したパターンの制御（制限）のための筋活動の増加が起きる．

⑤ 神経絞扼

　しびれなどの異常感覚により，疼痛と類似した逃避性の運動を示す場合がある．また，間欠性の運動障害や，末梢神経もしくは髄節に沿った運動・感覚障害が生じる場合がある．

⑥ 感覚障害

　運動のバラツキの増加や，感覚入力の遅延や情報の不足に起因した安定性限界の狭小化が起こりえる．

⑦ 関節可動域制限

　正常な運動パターンに必要な関節可動域が確保されていない場合，隣接関節の正常から逸脱した運動パターンを示し，その関節もしくは関節周囲の筋への負荷が増加する．

⑧ 筋機能低下

特有の名称がつけられた運動パターン（大臀筋歩行や中臀筋歩行など）があり，筋力低下を特定できる場合がある．inner muscle（local muscle）と outer muscle（global muscle）間，もしくは outer muscle における共同筋間の筋張力のバランス不良やタイミングのずれにより，正常から逸脱した運動パターン（肩甲上腕リズムの崩れなど）が起きる．

III 運動器疾患

2 症例—変形性股関節症

1 起き上がり動作

① 全体像

　本症例において，起き上がり動作は自立している．運動パターンの特徴として，体幹の部分的な回旋と両上肢の押しを挙げることができる（図Ⅲ-1，2）．健常若年成人

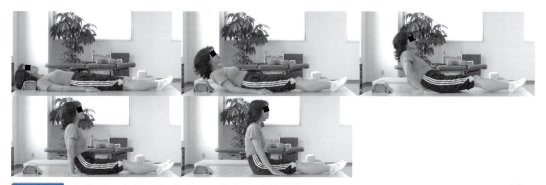

図Ⅲ-1 矢状面における起き上がり動作の連続画像
所要時間2.5秒．開始肢位と終了肢位を含めて，一連の動作を0.5秒毎に切り出した．

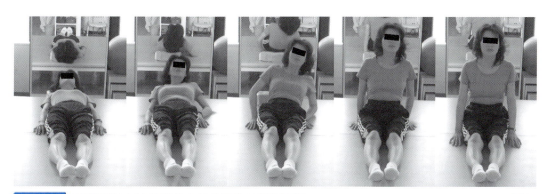

図Ⅲ-2 前額面における起き上がり動作の連続画像
所要時間2.5秒．開始肢位と終了肢位を含めて，一連の動作を0.5秒毎に切り出した．

では，体幹の運動は対称性（非回旋性）パターンの出現率が最も高いことから，体幹の部分的な回旋が観察されれば（図Ⅲ-3），体幹屈筋群の筋力低下および体幹屈曲可動域の低下が推測される．さらに，両上肢による押しが観察されたことも体幹屈筋群に筋力低下があることの確からしさを高めている．

動作は，開始肢位・終了肢位，第1相（運動開始から左on elbowまで），第2相（左on elbowから長坐位まで）の2相に分類できる．所要時間は2.5秒であり，部分回旋パターンによる所要時間については正常範囲内（Ⅰ-3 分析手順 表Ⅰ-2を参照）である．

② 矢状面（図Ⅲ-1）

【開始肢位】

正常からの逸脱は観察されない．

【第1相】

第1相における運動学的特徴は，頭頸部屈曲運動および体幹屈曲運動の不足，右股関節および膝関節屈曲運動による右膝窩の浮き上がりが挙げられる．運動力学的特徴としては，頭頸部屈筋群および体幹屈筋群の筋活動不足が推測される．バランス要素としては，両股関節および膝関節の屈曲運動により，圧中心を後方へ移動させることによって，体重心と圧中心の距離を近づけてバランスを保っている．推測される機能障害としては，頭頸部屈曲および体幹屈曲の関節可動域制限，頭頸部屈筋群および体幹屈筋群の筋力低下が挙げられる（図Ⅲ-4）．

【第2相】

第2相における運動学的特徴は，右肩関節伸展運動による右上肢の接地面の後方移動とその後の両上肢によるベッド面の押しが挙げられる．前の相で観察された膝窩の浮き上がりは右上肢の後方移動直後が最大となり，その後減少している．運動力学的特徴としては，両上肢伸筋群（手関節屈筋群）の筋活動増加が推測される．バランス要素としては，右肩関節伸展運動による右上肢後方移動によって圧中心を後方へ移動させてバランスを保っている．推測される機能障害は前相と同様だが，加えて両側股関節屈筋群の筋力低下が挙げられる（図Ⅲ-5）．

【終了肢位】

終了肢位の長坐位では，骨盤後傾，腰椎前彎の減少，両膝窩の浮き上がりおよび肩甲帯屈曲が観察される．推測される機能障害としては，両SLR制限（ハムストリングスの短縮）が挙げられる．

③ 前額面（図Ⅲ-2）

【開始肢位】

開始肢位である背臥位では，両側膝蓋骨の内側偏位から股関節内旋位（右＞左）が

基本および医学的情報
・年齢：50歳代
・性別：女
・疾患名：右変形性股関節症

機能障害
・関節可動域制限：右股関節屈曲、伸展、外旋、開排、足関節背屈に制限
・筋力：下肢MMT 右3～4、左5レベル
・疼痛：最大屈曲位（80度）、股関節周囲筋の圧痛
・Craigテスト：30度
・感覚麻痺：とくになし

運動パターン
回旋パターン（非対称性パターン）
所要時間 2.5秒

		矢状面				前額面			
		背臥位（開始肢位）	第1相	第2相	長坐位（終了肢位）	背臥位（開始肢位）	第1相	第2相	長坐位（終了肢位）
線画									
運動学的特徴（関節運動、重心軌道、動作パターン）			・頭頸部屈曲運動不足 ・体幹屈曲運動不足 ・右膝窩の浮き上がり	・右上肢は接地面の後方へ移動 ・両上肢によるベッド面の押し	・骨盤後傾位 ・腰椎前彎の減少 ・両膝窩の浮き上がり ・肩甲帯屈曲	・両股関節内旋（右＞左）	・左肩関節伸展・外転によって左上肢接地面の後方へ移動 ・頭頸部左側屈 ・体幹左回旋運動 ・肩甲帯の屈曲	・体幹右側屈 ・左回旋運動 ・左下肢押しによる体重心の正中移動	
運動力学的特徴（筋活動、慣性など）			・頭頸部屈筋群の筋活動不足 ・体幹屈筋群の筋活動不足	・両上肢伸筋群の筋活動増加			・頭頸部左側屈筋群の筋活動増加 ・体幹左回旋筋群と左肩関節伸筋群の筋活動増加	・左上肢伸筋群の筋活増加	
バランス、その他			・膝窩の浮き上がりによって圧中心を後方へ移動	・右上肢の後方移動によって圧中心を後方へ移動させている			・左上肢の後方移動によって圧中心を後方へ移動させている		
推測される機能障害			・関節可動域制限（頭頸部屈曲、体幹屈曲） ・筋力低下（頭頸部屈筋群、体幹屈筋群）		・関節可動域制限（両股関節屈曲、SLR）	・関節可動域制限（右股関節外旋）	・疼痛（右股関節） ・筋力低下（体幹屈曲、両股関節屈曲）		

図Ⅲ-3 分析シート　起き上がり（背臥位→長坐位）

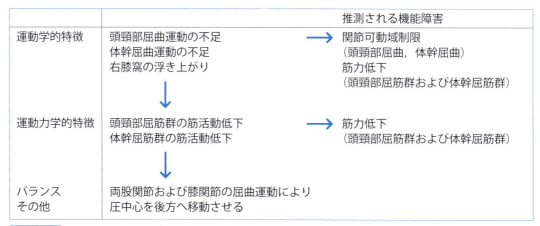

図Ⅲ-4 起き上がり動作（矢状面）における第1相の分析

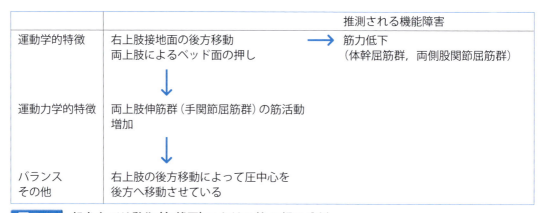

図Ⅲ-5 起き上がり動作（矢状面）における第2相の分析

観察される．推測される機能障害は，両側股関節外旋の関節可動域制限が挙げられる．

【第1相】

第1相における運動学的特徴は，左肩関節伸展・外転運動による左上肢の接地面の後方移動，頭頸部左側屈運動と体幹左側屈・左回旋運動が挙げられる．運動力学的特徴としては，頭頸部左側屈・回旋筋群と左肩関節伸筋群，体幹左側屈・回旋筋群の筋活動増加が推測される．バランス要素としては，左上肢の後方移動によって圧中心を後方へ移動させることでバランスを保っている．推測される機能障害としては，右股関節の疼痛が挙げられる（図Ⅲ-6）．

【第2相】

第2相における運動学的特徴は，体幹の右側屈と右回旋運動と左上肢による押しを用いた体重心の正中への移動が挙げられる．運動力学的特徴としては，左上肢伸筋

		推測される機能障害	
運動学的特徴	左上肢接地面の後方移動 頭頸部左側屈運動と体幹左回旋運動 体幹左側屈運動と体幹左回旋運動		
	↓		
運動力学的特徴	頭頸部左側屈と回旋筋群の筋活動増加 左肩関節伸筋群の筋活動増加 体幹左側屈・回旋筋群の筋活動増加	→	疼痛 (右股関節)
	↓		
バランス その他	左上肢の後方移動によって圧中心を後方へ移動させている		

図Ⅲ-6 起き上がり動作(前額面)における第1相の分析

図Ⅲ-7 起き上がり動作(前額面)における第2相の分析

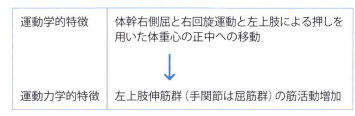

運動学的特徴	体幹右側屈と右回旋運動と左上肢による押しを用いた体重心の正中への移動
	↓
運動力学的特徴	左上肢伸筋群(手関節は屈筋群)の筋活動増加

群(手関節は屈筋群)の筋活動の増加が推測される(図Ⅲ-7).

【終了肢位】

正常からの逸脱は観察されない.

立ち上がり動作

① 全体像

　本症例の立ち上がり動作は自立して遂行可能である．開始肢位（端坐位，矢状面）における下腿前傾角は正常範囲内である．動作遂行のための運動パターン（図Ⅲ-8, 9）は，体重心の床への投影点が足部によって作られる（立位時の）支持基底面内に入る前に体重心の上昇が観察されることから（図Ⅲ-10），運動量戦略である（図Ⅲ-11）．動作の所要時間は 2.0 秒であり，参考値の 4 秒未満（表Ⅰ-10）よりも少ない．下腿前傾角，運動パターンおよび所要時間から推定される機能障害はない．相区分は，第 1 相（股関節屈曲相），第 2 相（足関節背屈相），そして第 3 相（膝関節伸展相）に区分できる．

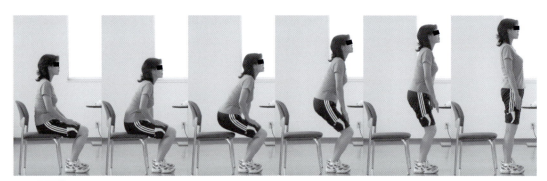

図Ⅲ-8　矢状面における立ち上がり動作連続画像
所要時間 2.0 秒．開始肢位と終了肢位を含めて，一連の動作を 0.4 秒毎に切り出した．

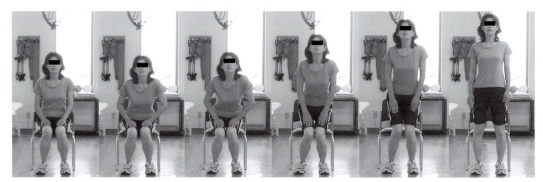

図Ⅲ-9　前額面における立ち上がり動作連続画像
所要時間 2.0 秒．開始肢位と終了肢位を含めて，一連の動作を 0.4 秒毎に切り出した．

基本およひ医学的情報
・年齢：50歳代
・性別：女
・疾患名：右変形性股関節症

機能障害
・関節可動域制限：右股関節屈曲，伸展，外旋，開排，足関節背屈に制限
・筋力：下肢MMT 右3〜4，左5レベル
・疼痛：最大屈曲位（80度），股関節周囲筋の圧痛
・Craigテスト：30度
・感覚障害：とくになし

運動パターン
momentum strategy
所要時間
2.0秒

		矢状面				前額面			
		端座位（開始肢位）	第1相	第2相	第3相	立位（終了肢位）	端座位（開始肢位）	第1相	第2相	第3相	立位（終了肢位）
線画										
運動学的特徴（関節運動，重心軌道，動作パターン）		・骨盤軽度後傾位 ・頭部前方突出位 ・腰椎前弯減少	・両股関節屈曲（骨盤前傾）運動の不足	・両上肢による押し		・体幹（腰椎）伸展位 ・骨盤前傾位	・両股関節内転位 内旋位（右＞左） ・右下腿外旋位	・体重心右移動 ・体幹前左傾，回旋，右側屈 左股関節屈曲運動増加	・体重心左偏位 ・両股関節の内転 内旋運動 ・骨盤右側移動	・体重心が正中線上へ移動 ・両股関節外転外旋運動	
運動力学的特徴（筋活動，慣性など）		・両股関節屈筋群の筋活動不足	・両股関節屈筋群の筋活動不足	・両上肢伸筋群の筋活動増加				・体幹左側屈右回旋筋群の筋活動増加 ・右側屈筋群の活動増加 ・左股関節屈筋群の筋活動増加	・左下肢伸筋群の筋活動増加 ・右下肢伸筋群の筋活動不足	・左下肢伸筋群および右股関節外転筋群の筋活動不足	
バランス，その他									・体重心左偏位による右側安定性限界の狭小化	・体重心左偏位による安定性限界の狭小化	
推測される機能障害		・関節可動域制限（両股関節屈曲，腰椎伸展） ・筋力低下（両股関節屈筋群）	・筋力低下（両股関節屈筋群）	・筋力低下（両股関節伸展）		・関節可動域制限（両股関節伸展）	・関節可動域制限（両股関節外転，右股関節屈曲，右膝関節外旋）	・疼痛（右股関節） ・関節可動域制限（右股関節屈曲）	・疼痛，筋力低下（右股下肢伸筋群，ただし足関節は底屈筋群および右股関節外転筋群	・筋力低下（右下肢伸筋群および右股関節外転筋群）	

図Ⅲ-10 分析シート 立ち上がり（端座位→立位）

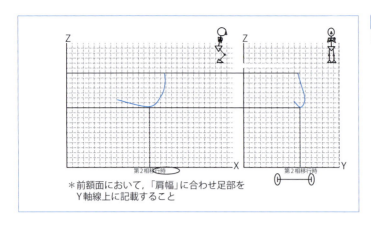

図Ⅲ-11 分析シート 重心軌道 立ち上がり

		推測される機能障害
運動学的特徴	両股関節屈曲（骨盤前傾）運動の不足 両上肢による大腿面の押し	→ 関節可動域制限 （両股関節屈曲）
運動力学的特徴	両股関節屈筋群の筋活動不足 両上肢伸筋群の筋活動増加	→ 筋力低下 （両股関節屈筋群）

図Ⅲ-12 立ち上がり動作（矢状面）における第1相の分析

② 矢状面（図Ⅲ-8）

【開始肢位】

開始肢位である端坐位では，骨盤軽度後傾位・腰椎前彎減少，頭頸部前方突出が観察される．運動力学的特徴としては，両股関節屈筋群の筋活動不足が推測される．推測される機能障害としては，両股関節屈曲と腰椎伸展の関節可動域制限と両股関節屈筋群の筋力低下が挙げられる．

【第1相】

第1相での運動学的特徴としては，両股関節屈曲（骨盤前傾）運動の不足が挙げられる．運動力学的特徴としては，両股関節屈筋群の筋活動不足が推測される．推測される機能障害としては，両股関節屈曲の関節可動域制限と両股関節屈筋群の筋力低下が挙げられる（図Ⅲ-12）．

【第2相】

第2相での運動学的特徴としては両上肢による大腿面の押しが挙げられる．運動力学的特徴としては，両股関節伸筋群の筋活動不足と両上肢伸筋群の筋活動増加が推測される．推測される機能障害としては，両股関節伸筋群の筋力低下が挙げられる．

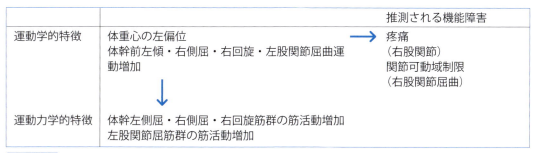

図Ⅲ-13 立ち上がり動作（前額面）における第1相の分析

【第3相】

第3相では，正常から逸脱した運動は観察されない．

【終了肢位】

終了肢位である立位での構え（姿勢）の特徴は，体幹（腰椎）伸展位と骨盤前傾位が挙げられる．アライメントとして右大転子と膝関節裂隙が前方にあり，とくに大転子が最も前方にある．推測される機能障害としては，両股関節伸展の関節可動域制限が挙げられる．

③ 前額面（図Ⅲ-9）

【開始肢位】

開始肢位である端坐位では，両股関節内転位，内旋位（右側でより角度が大きい）と右下腿外旋位，足底間隔の拡大が観察される．推測される機能障害としては，両股関節外転・外旋と右膝関節内旋の関節可動域制限が挙げられる．

【第1相】

第1相における運動学的特徴としては，体重心の左偏位，体幹前左傾・右側屈・左股関節屈曲運動増加が挙げられる．運動力学的特徴としては，体幹左側屈・右回旋筋群の筋活動増加と左股関節屈筋群の筋活動増加が推測される．推測される機能障害としては，右股関節の疼痛と右股関節屈曲の関節可動域制限が挙げられる（図Ⅲ-13）．

【第2相】

第2相における運動学的特徴としては，体重心の左偏位の継続と両股関節の内転運動・内旋運動と骨盤左側移動が挙げられる．運動力学的特徴としては，左下肢伸筋群の筋活動増加と右下肢伸筋群の筋活動不足と右股関節外転筋群の筋活動不足が推測される．バランス要素としては，体重心の左偏位から右側の体重心移動可能範囲が制約されている可能性があり，安定性限界の狭小化が推測される．推測される機能障害としては，右股関節の疼痛，右下肢伸筋群と右股関節外転筋群の筋力低下が挙げられる（図Ⅲ-14）．

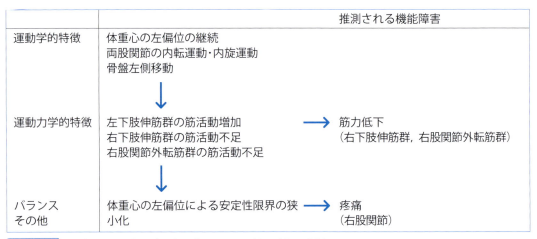

図Ⅲ-14 立ち上がり動作（前額面）における第2相の分析

【第3相】

第3相における運動学的特徴として，体重心は左側に偏位したまま上昇して，終了肢位（立位）に至る直前で正中へ戻る．両股関節は内転位・内旋位のまま伸展運動をし，体重心と同様に終了肢位直前で両股関節が外転運動・外旋運動をする．運動力学的特徴としては，左下肢伸筋群の筋活動増加と右下肢伸筋群の筋活動不足，右股関節外転筋群の筋活動不足が推測される．バランス要素としては，体重心左偏位による安定性限界の狭小化が挙げられる．推測される機能障害としては，右下肢伸筋群と右股関節外転筋群の筋力低下が挙げられる．

【終了肢位】

正常からの逸脱は観察されない．

3 歩　行

① 全体像

　本症例においては，独歩による歩行が可能である．代表的な歩行の指標は，歩行速度 1.2 m/s，歩行率 109.1 steps/min，歩行比 0.005 m・min/steps である．体重心の軌道は矢状面では1周期に対して二峰性を示し，歩幅の左右差に起因した波の幅の違いが観察される（図Ⅲ-15）．前額面ではU字型の軌道であり，歩行速度に対する軌道の形は正常範囲内であるものの，右側への偏位が正常範囲よりも大きい（図Ⅲ-16, 17）．相区分（Rancho Los Amigos National Rehabillitation center による定義）では，立脚終期と遊脚前期を明確に相区分できない周期があるものの，多くの周期で7相に分類できる．

② 矢状面（図Ⅲ-18）

【着床初期・荷重反応期】
　この相における正常から逸脱した運動学的特徴は観察されない．

【立脚中期】
　右股関節伸展運動の不足，骨盤右回旋運動の増加および右膝関節の過剰な屈曲が観察される．運動力学的特徴としては，右膝関節伸筋群の筋活動の増加が挙げられる．推測される機能障害としては，右股関節の疼痛と右股関節伸展の関節可動域制限が挙げられる（図Ⅲ-20）．

【立脚後期・遊脚前期】
　これらの相は区別できる周期とできない周期があり，図Ⅲ-18（左から5枚目）のように，左踵接地の前に右踵離地が明瞭に観察されない場合が散見される．運動学的特徴は，右足関節底屈運動の不足が挙げられる．運動力学的特徴としては，右足関節底屈筋群の筋活動の不足が推測される．推測される機能障害は，右足関節底屈の関節可動域制限と右足関節底屈筋群の筋力低下が挙げられる（図Ⅲ-21）．

【遊脚期】
　遊脚初期および中期，終期において正常から逸脱した運動学的特徴は観察されない．

③ 前額面（図Ⅲ-19）

【着床初期・荷重反応期】
　運動学的特徴として，体幹の右傾が観察される．運動力学的特徴としては，右股関節外転筋群の筋活動の不足が推測される．推測される機能障害としては，右股関節外転筋群の筋力低下が挙げられる（図Ⅲ-22）．

基本および医学的情報
・年齢：50歳代
・性別：女
・疾患名：右変形性股関節症

機能障害
・関節可動域制限：右股関節屈曲，伸展，外旋，開排，足関節背屈に制限
・筋力：下肢MMT　右3〜4，左5レベル
・疼痛：最大屈曲位（80度），股関節周囲筋の圧痛
・Craigテスト：30度
・感覚麻痺：とくになし

必要な補助具（杖や装具等）：無
セラピストの介助の有無：無

動作パターン
・歩行速度：1.2m/s
・歩幅：右＞左（平均で60cm）
・歩行比：0.005m・steps/min

分析対象：左□　右☑

相		着床初期	荷重反応期	立脚中期	立脚終期	遊脚前期	遊脚初期	遊脚中期	遊脚終期
杖をつくタイミング									
線　画									
運動学的特徴（関節運動，重心軌道，動作パターン）				・右股関節伸展運動の不足 ・骨盤右回旋運動の増加 ・右膝関節の過剰な屈曲	・右足関節底屈運動の不足				
運動力学的特徴（筋活性など）				右膝関節伸筋群の筋活動増加	・右足関節底屈筋群の筋活動の不足				
バランス，その他									
推測される機能障害				・関節可動域制限（右股関節伸展） ・疼痛（右股関節）	・関節可動域制限（右足関節底屈） ・筋力低下（右足関節底屈筋群）				

図Ⅲ-15　分析シート　歩行　矢状面

基本および医学的情報
・年齢：50歳代
・性別：女
・疾患名：右変形性股関節症

機能障害
・関節可動域制限：右股関節屈曲、伸展、外旋、開排、足関節の背屈に制限
・筋力：下肢MMT 右3〜4、左5レベル
・疼痛：最大屈曲位（80度）、股関節周囲筋の圧痛
・Craigテスト：30度
・感覚麻痺：とくになし

必要な補助具（杖や装具等）：無
セラピストの介助の有無：無

動作パターン
・歩行速度：1.2m/s
・歩幅：右＞左（平均で60cm）
・歩行比：0.005m・steps/min

相	着床初期	荷重反応期	立脚中期	立脚終期	遊脚前期	遊脚初期	遊脚中期	遊脚終期
杖をつくタイミング								
線画								
運動学的特徴（関節運動、重心動揺、動作パターン）		・体幹右傾	・右股関節内旋運動 ・右膝関節外旋・外反 ・体幹左側屈 ・骨盤右傾	・骨盤右回旋	・歩隔の減少			
運動力学的特徴（筋活動、慣性など）			・右股関節外転筋群の筋活動不足 ・体幹左側屈筋群の筋活動増加					
バランス、その他								
推測される機能障害		・筋力低下（右股関節外転筋群）	・関節可動域制限（右股関節外旋、右膝関節内旋） ・筋力低下（右股関節外転）	・関節可動域制限（右股関節伸展右足関節底屈）				

図Ⅲ-16 分析シート 歩行 前額面

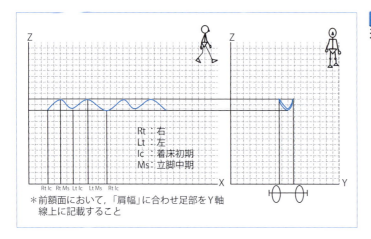

図Ⅲ-17 分析シート 重心軌道 歩行

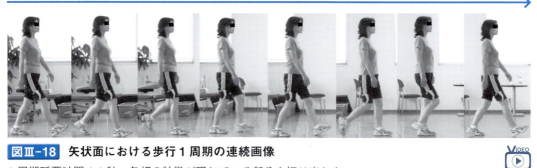

図Ⅲ-18 矢状面における歩行1周期の連続画像
1周期所要時間1.1秒．各相の特徴が現れている部分を切り出した．

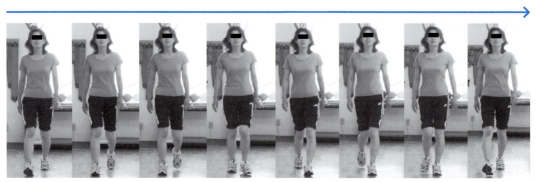

図Ⅲ-19 前額面における歩行1周期の連続画像
1周期所要時間1.1秒．各相の特徴が現れている部分を切り出した．

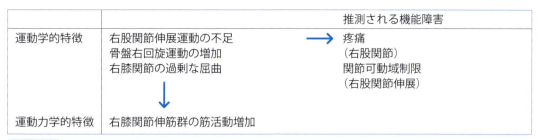

図Ⅲ-20 歩行(矢状面)における立脚中期の分析

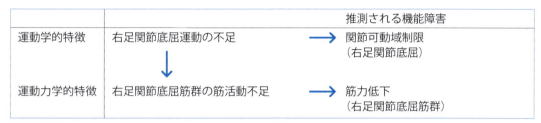

図Ⅲ-21 歩行(矢状面)における立脚後期および遊脚前期の分析

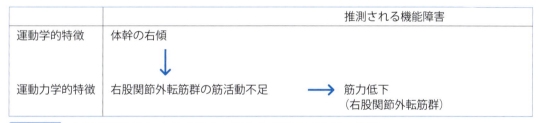

図Ⅲ-22 歩行(前額面)における着床初期および荷重反応期の分析

【立脚中期】

運動学的特徴としては,右股関節内旋運動,右膝関節外旋外反,体幹左側屈および骨盤右傾が挙げられる.運動力学的特徴としては,体幹左側屈筋群の筋活動増加と右股関節外転筋群の筋活動不足が推測される.推測される機能障害としては,右股関節外旋,右膝関節内旋の関節可動域制限,右股関節外転筋群の筋力低下が挙げられる(図Ⅲ-23).

【立脚後期・遊脚前期】

骨盤の右回旋と歩隔の減少が観察される.推測される機能障害としては,右股関節伸展と右足関節底屈の関節可動域制限が挙げられる(図Ⅲ-24).

【遊脚期】

遊脚初期,および中期,終期における正常から逸脱した運動学的特徴は観察されない.

		推測される機能障害
運動学的特徴	右股関節内旋運動 右膝関節外旋外反 体幹左側屈 骨盤右傾	→ 関節可動域制限 （右股関節外旋，右膝関節内旋）
運動力学的特徴	体幹左側屈筋群の筋活動増加 右股関節外転筋群の筋活動不足	→ 筋力低下 （右股関節外転筋群）

図Ⅲ-23 歩行（前額面）における立脚中期の分析

		推測される機能障害
運動学的特徴	骨盤の右回旋 歩隔の減少	→ 関節可動域制限 （右股関節伸展， 右足関節底屈）

図Ⅲ-24 歩行（前額面）における立脚後期および遊脚前期の分析

4 各動作において推測された機能障害の整理

各動作で推測された機能障害を整理したのが**表Ⅲ-1**である．他の動作などで観察され，棄却された機能障害についても記載する．それをもとに，実施すべき機能テストを**表Ⅲ-2**にまとめる．

表Ⅲ-1 検証すべき機能障害の整理（変形性股関節症）

	機能障害	起き上がり	立ち上がり	歩　行
検証すべき機能障害	疼　痛	右股関節	右股関節	右股関節
	荷重制限			
	手術による禁忌肢位			
	変　形			
	神経絞扼			
	関節可動域制限	体幹屈曲 頭頸部屈曲 両股関節屈曲 右股関節外旋 両下肢伸展挙上	体幹屈曲 両股関節屈曲 右股関節外旋 右股関節伸展	右股関節伸展 右股関節外旋
	筋力低下	体幹屈筋群 両股関節屈筋群 頭頸部屈筋群	両股関節伸筋群 左下肢伸筋群 右足関節底屈筋群	右足関節底屈筋群 右股関節外転筋群
棄却された機能障害	関節可動域制限	左股関節外旋（歩行）	左股関節伸展（歩行） 左股関節外旋（歩行）	右足関節底屈（歩行）
	筋力低下		左足関節底屈筋群（歩行）	

表Ⅲ-2　検証すべき機能障害の整理と対応する機能評価（変形性股関節症）

機能障害		機能評価
疼　痛	右股関節	疼痛検査
荷重制限		
手術による禁忌肢位		
変　形		
神経絞扼		
関節可動域制限	体幹屈曲 頭頸部屈曲 両股関節屈曲 右股関節外旋 両下肢伸展挙上 右股関節伸展	ROM test
筋力低下	体幹屈筋群 両股関節屈筋群 両股関節伸筋群 右下肢伸筋群 右股関節外転筋群 右足関節底屈筋群 頭頸部屈筋群	MMT

コラム

ダーウィンに倣って

　運動器疾患に対する臨床場面では，局部的な疾患（名）に対して，治療や介入をする機会が多い．その局部的な問題が，他の隣接部位に原因があっての結果なのか，あるいはその部位自体に原因があっての結果なのか，それを判断することは難しい．運動・動作分析は，その因果の確からしさを高める仮説を導いてくれる（それをより正確にいうならば，この仮説を確かめるための機能的テストを列挙する）のに非常に有用だと感じることが多々ある．ただし，分析時の手順を省かずに行えば，であるが……．

　良い例がある．

　左変形性膝関節症の患者の立ち上がり動作に関して筆者が経験した症例である．この症例は，立ち上がるときに左膝関節に痛みが生じるというのが主訴であった．動作遂行時の再現痛も確認された．左膝関節だけでなく，股関節，足関節への介入をしてみたが一時的な改善をみるだけであった．当時は，左膝関節の痛みを訴えていることから，痛みを軽減させるために，立ち上がり動作において，右側に体重心が偏位した状態で立ち上がるだろうという「先入観」をもっていた．この先入観を「仮説」で検証すべく，もう一度立ち上がり動作を観察すると，体重心が左に偏位した状態で立ち上がっていた．つまり，痛みの生じている左下肢への荷重量が右よりも多い状態で動作を遂行していたのである．仮説と実際の矛盾を確かめるために，筋力の評価をしてみると，痛みのある左側の股関節や膝関節の伸筋群の筋力のほうが疼痛のない右側よりも強かった．右下肢への既往について問診してみたが，患者には既往の記憶は残っていない．つまり，少なくとも記憶には残っていない頃から，左下肢への荷重量が多い状態で動作を遂行していたことにより，左膝関節への負荷がかかり，結果として，左膝関節に疼痛が生じたと推測される．

　この症例の場合，疼痛の生じていない右下肢伸筋群の筋力の向上と右下肢への荷重量を増やした動作パターンを学習することで，左膝関節の痛みはずいぶんと軽減した．これらの事実は，左膝関節の立ち上がり動作時の痛みは，少なくとも左下肢への荷重量が多かったことの結果であったといえる．

　疼痛が他の部位に原因があっての結果であるという例は，変形性関節症などの慢性疾患だけではなく，スポーツ場面での外傷の因果関係としても数多くみられ，運動器疾患（もちろん，運動器疾患に限らず）においても注意しなければならない事柄だろう．また，この症例では，

左膝関節の疼痛が動作時に生じているのは右に荷重を多くかけているはずであるという先入観が，機能障害推定の感度を鈍くする良い例だといえる．

　運動・動作分析では，ある程度の予測は必要であるが，先入観ではなく仮説で検証するという柔軟性の高い思考が求められる．仮説をもってじっくりと観察したほうが，仮説から逸脱した場合，それを敏感に感じとれるので，正常から逸脱することを見逃さずに済む．さらに，その仮説を体重心の軌道と関節運動の両方に当てはめて観察をして，それらの逸脱の質と量から力学的な分析を進めるという手順をしっかりと踏むことが，患者に起きている現象を論理的に解き明かすことの一助となる．論理性のある説明は聞き手も納得できる．論理性とは，物事の順序であるから，やはり，説明時にも手順を省いてはいけない．

　"急がば回れ"．

　チャールズ・ダーウィンに倣って，仮説を立てながら，仔細な観察，そして説明をすることが確からしさを高める近道である．

●文　献

1) 藤澤宏幸：臨床動作分析の要点．理学療法 24(8)：1037-1044, 2007．
2) 藤澤宏幸：バランス障害に対する運動療法の基礎．理学療法ジャーナル 38(9)：733-740, 2004．
3) 藤澤宏幸ほか：観察による運動動作分析演習ノート．医歯薬出版．東京，2009．
4) 藤澤宏幸：運動連鎖と理学療法．理学療法 31(8)：780-787, 2014．
5) Fujisawa H et al：The role of interaction torque and muscle torque in the control of downward squatting. J Phys Ther Sci 28：613-620, 2016.
6) 藤澤宏幸ほか：立ち上がり動作における相互作用トルクの寄与．バイオメカニズム学会誌 34(3)：240-247, 2010．
7) 藤澤宏幸：姿勢制御・バランス機能．標準理学療法学 病態運動学（星　文彦ほか編）．pp130-136, 医学書院．東京，2014．
8) Fujisawa H et al：The relationship between energy cost and the center of gravity trajectory during sit-to-stand motion. J Phys Ther Sci 27：3883-3886, 2015.
9) 藤澤宏幸（編）：日常生活活動の分析 身体運動学的アプローチ．医歯薬出版．東京，2012．
10) 梁川和也ほか：背臥位から長坐位までの起き上がり動作における運動パターンと所要時間の分析．理学療法の歩み 25(1)：29-33, 2014．
11) 樋口朝美ほか：健常者におけるベッド上での起き上がり動作パターンの研究．東北理学療法学 26：58-61, 2014．
12) 髙橋純平ほか：椅子からの立ち上がり動作における座面高の違いと足部位置との関係．東北理学療法学 26：54-57, 2014．
13) Schenkman M et al：Whole-body movements during rising to standing from sitting. Phys Ther 70(10)：638-648, 1990.
14) 藤澤宏幸：起居動作における動作支援のバイオメカニクス．理学療法 27(1)：33-42, 2010．
15) 西山　徹ほか：低速度歩行の運動学的動作分析．東北理学療法学 26：26-30, 2014．
16) Kerrigan DC et al：Biomechanical gait alterations independent of speed in healthy elderly：Evidencefor specific limiting impairments. Arch Phys Med Rehabil 79(3)：317-322, 1998.
17) Sutherland DH：Gait disorders in childhood and adolescence. Williams & Wilkins. Baltimore, 1984.
18) 梁川和也ほか：健常成人における体幹屈曲トルクと最大体幹後傾角度との関係．東北文化学園大学医療福祉学部リハビリテーション学科紀要 8(1)：23-28, 2012．
19) 阿部千恵ほか：脳卒中片麻痺患者における体幹運動機能と側方重心移動動作時の圧中心点変化との関係．理学療法学 31(2)：130-134, 2004．
20) 菊地明宏ほか：端坐位におけるリーチ動作の運動学的分析 第1報―足関節と足尖へのリーチ動作における上肢軌道形成と脊柱運動の寄与について―．東北理学療法学．印刷中
21) 福田　守ほか：端坐位での振り向き動作における頸部と体幹の協調性に関する研究．東北理学療法学．印刷中
22) 前田里美ほか：膝立ち位における側方重心移動動作の運動力学的分析．理学療法の歩み 14：45-50, 2003．
23) 川上真吾ほか：片脚膝立ち位保持の姿勢制御に関する研究―体重心と圧中心の関係―．理学療法科学 30(3)：399-403, 2015．
24) 川上真吾ほか：片脚膝立ち位保持における圧中心の制御について―下腿回旋運動の影響―．東北理学療法学 27：40-44, 2015．
25) 藤澤宏幸：バランス障害に対する運動療法．運動療法学 障害別アプローチの理論と実際（市橋則明編著）．pp259-275, 文光堂．東京，2008．
26) 藤澤宏幸ほか：立位での連続的な左右重心移動動作おける下肢筋活動と周期変動について．東北理学療法学 19(1)：1-6, 2007．
27) Fujisawa H et al：Evaluation of lateral weight shift and relationship between ability of lateral weight shift and locomotion performance. Engineering in Medicine and Biology society, Proceedings of the 25th Annual International Conference of the IEEE. pp1855-1858, 2003.
28) 藤澤宏幸ほか：脳卒中片麻痺患者における Functional Reach Test と片脚立位保持時間の測定の意義―歩行能力との関係に着目して―．理学療法学 32(7)：416-422, 2005．
29) 鈴木　誠ほか：若年女性及び地域在宅高齢者におけるタンデム立位の姿勢制御について―圧中心による

肢節間協調性の検討―. 東北理学療法学 27：45-50, 2015.
30) 有末伊織ほか：タンデム立位における前後足部と合成の足圧中心動揺変数間の関係：視覚情報の有無による相違. 理学療法科学 30(5)：713-717, 2015.
31) Fujisawa H et al：Comparison of ankle plantar flexor activity between double-leg heel raise and walking. J Phys Ther Sci 27(5)：1523-1526, 2015.
32) 藤澤宏幸：ヒトはなぜ坐れるのか？―比較形態学からみた身体運動と姿勢の再発見. 北樹出版. 2011.
33) 藤澤宏幸：肩関節の身体運動学と運動療法. 理学療法の歩み 21(1)：14-22, 2010.
34) 青木志郎ほか：〔急性期脳卒中の実態〕病型別にみた初発神経症状の頻度. 脳卒中データバンク 2009（小林祥泰ほか編）. pp32-33, 中山書店. 東京, 2009
35) 佐藤洋一郎：運動連鎖とエビデンス. 理学療法の歩み 22：17-25. 2011.
36) Perry J：Gait Analysis：Normal and Pathological function. SLACK Inc., 1992.

付録 分析シート〔原本〕

この用紙の PDF ファイルは
Web 動画配信サイトよりダウンロード可能です

起き上がり（背臥位→長坐位）

運動パターン：

運動パターンから推測される機能障害：

矢状面

相					
線　画					
運動学的特徴（関節運動，重心軌道，動作パターン，所要時間）					
運動力学的特徴（筋活動，慣性など）					
バランス，その他					
推測される機能障害					

運動パターン：					
運動パターンから推測される機能障害：					

前額面

相					
線　画					
運動学的特徴（関節運動, 重心軌道, 動作パターン, 所要時間）					
運動力学的特徴（筋活動, 慣性など）					
バランス, その他					
推測される機能障害					

立ち上がり（端坐位→立位）

運動パターン：

運動パターンから推測される機能障害：

矢状面

相						
線　画						
運動学的特徴（関節運動，重心軌道，動作パターン，所要時間）						
運動力学的特徴（筋活動，慣性など）						
バランス，その他						
推測される機能障害						

運動パターン：
運動パターンから推測される機能障害：

前額面

相						
線　画						
運動学的特徴（関節運動，重心軌道，動作パターン，所要時間）						
運動力学的特徴（筋活動，慣性など）						
バランス，その他						
推測される機能障害						

歩行（矢状面）

基本情報および医学的情報	必要な補助具（杖や装具等）：
・年齢：	セラピストの介助の有無：
・性別：	
・疾患：	運動パターン：

矢状面

相								
杖をつくタイミング								
線　画								
運動学的特徴（関節運動，重心軌道，動作パターン，所要時間）								
運動力学的特徴（筋活動，慣性など）								
バランス，その他								
推測される機能障害								

歩行（前額面）

基本情報および医学的情報	必要な補助具（杖や装具等）：
・年齢：	セラピストの介助の有無：
・性別：	運動パターン：
・疾患：	

前額面

		杖をつくタイミング						
	線　画							
	運動学的特徴（関節運動, 重心軌道, 動作パターン, 所要時間）							
	運動力学的特徴（筋活動, 慣性など）							
	バランス, その他							
	推測される機能障害							

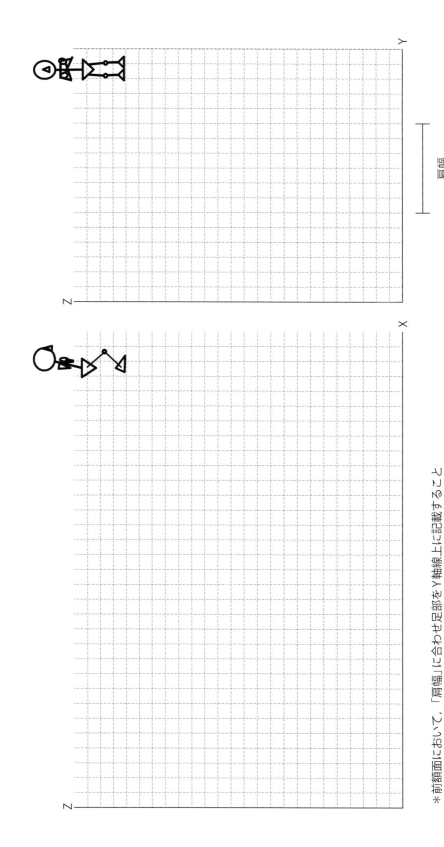

肩甲帯分析シート

肩甲帯　分析シート　　　　　　　　　　　　　　　　　　　　　　基礎的情報：　　　　機能評価：

医学的情報：

a：肩甲骨上角頂点から水平な脊椎棘突起の距離　　（右　　　　mm，左　　　　mm）
a：肩甲骨下角頂点から水平な脊椎棘突起の距離　　（右　　　　mm，左　　　　mm）
b：肩甲骨内側と体軸がなす角度　　　　　　　　　（右　　　　°，左　　　　°）

関節角度	肩関節挙上30°	肩関節挙上60°	肩関節挙上90°	肩関節挙上120°	肩関節挙上150°	肩関節挙上180°
運動学的観察						
運動力学的特徴						
推測される機能障害						

肩甲帯　分析シート　　　　　　　　　　　　　　　　　　　　　　　　　　　　　　機能評価：

関節角度	肩関節挙上30°	肩関節挙上60°	肩関節挙上90°	肩関節挙上120°	肩関節挙上150°	肩関節挙上180°
運動学的観察						
運動力学的特徴						
推測される機能障害						

索 引

あ行

足クリアランス　037
安定戦略　024
椅子からの立ち上がり動作　023
運動　002
　──学　010
　──軌道　004
　──行動　002
　──失調　059, 060, 061
　──自由度　010
　──遂行困難　062
　──等価性　011, 013, 014
　──の自由度　061
　──パターン　004
　──麻痺　059, 060
　──力学　010
　──量戦略　024
エネルギーコスト　012
遠心力　009
オイラーの運動方程式　006
起き上がり動作　016

か行

下位運動ニューロン障害　058
解剖学的要因　012
下肢アライメント　028
下肢間協調性　050
荷重応答期　039
荷重制限　095
荷重反応期　039
仮説　002
　──演繹法　002
下腿傾斜角　023
寡動　060
感覚障害　059, 062, 095
慣性モーメント　006
慣性力　009
関節可動域制限　095
関節トルク　006
記憶障害　062
機能障害　002
急速な両上肢挙上　052
協調性　055
　──低下　060
共同運動　060
禁忌肢位　095
筋機能低下　096
筋緊張異常　058, 060
筋トルク　006, 008
筋パワー　054
筋力　054
空間的要素　004
痙縮　058, 060
痙性麻痺　060
肩甲上腕リズム　053
行為　002
高次脳機能障害　059, 062
拘縮　095
合成重心　006
拘束条件　012
固縮　058, 060
骨盤挙上テスト　045
骨盤前傾・後傾テスト　045
コリオリ力　009

さ行

座面高　023
左右への重心移動　049, 050
弛緩性麻痺　060
時間的要素　004
失語　062
失行　062
失認　062
重心　006
重複歩距離　028
重力トルク　007
上位運動ニューロン障害　059
小脳障害　058
初期接地　039
所要時間　014
神経絞扼　095
スクワット動作　051
前遊脚期　039
相互作用トルク　009
足関節リーチテスト　047
足尖リーチテスト　047

た行

体幹回旋テスト　052
体幹前傾・後傾テスト　045
多関節協調性　050
タンデム立位保持　050
着床初期　039
注意障害　062
定型性　013
動作　002
　──の柔軟性　011
　──の定型性　014
疼痛　095
特定課題分析　003

な行

二重膝機構　031

日常動作分析　003
ネットトルク　006

は行

パーキンソン症候群　060
バランス　012
半側空間無視　062
反力トルク　009
非慣性系　009
膝歩き　049
ファンクショナル・リーチ・テスト　051
振り向きテスト　048
分離運動　060
ベッドでの起き上がり動作　021
片脚膝立ち位保持　049
片脚立位保持　050
変形　095
歩行　028
──周期　037
──速度　029
──比　029, 034
──率　028, 029
歩幅　028, 029

ま行

無動　060

や行

遊脚終期　039
遊脚初期　039
遊脚前期　039
遊脚中期　039
床からの立ち上がり動作　018

ら行

立脚終期　039
立脚中期　039
両踵上げテスト　051

連合反応　059
ロッカー機構　035

数字・欧文

10m歩行テスト　028
Bernsteinの運動自由度問題　011
HAT　006
inner muscle　096
jerk　012
mechanical cost　012
metabolic cost　012
Murrayの定義　037
outer muscle　096
O脚　028
push off　037
Rancho Los Amigosの相分類　037
snap　012
X脚　028

|検印省略|

データに基づく臨床動作分析
[Web動画付き]

定価（本体2,600円＋税）

2016年5月20日　第1版　第1刷発行
2021年12月4日　　　同　　第2刷発行

編　者　藤澤　宏幸
　　　　（ふじさわ　ひろゆき）

発行者　浅井　麻紀

発行所　株式会社 文光堂
　　　　〒113-0033　東京都文京区本郷7-2-7
　　　　TEL（03）3813-5478（営業）
　　　　　　（03）3813-5411（編集）

Ⓒ藤澤宏幸, 2016　　　　　　　　　　　印刷・製本：広研印刷

ISBN978-4-8306-4543-3　　　　　　　　　　Printed in Japan

・本書の複製権，翻訳権・翻案権，上映権，譲渡権，公衆送信権（送信可能化権を含む），二次的著作物の利用に関する原著作者の権利は，株式会社文光堂が保有します．
・本書を無断で複製する行為（コピー，スキャン，デジタルデータ化など）は，私的使用のための複製など著作権法上の限られた例外を除き禁じられています．大学，病院，企業などにおいて，業務上使用する目的で上記の行為を行うことは，使用範囲が内部に限られるものであっても私的使用には該当せず，違法です．また私的使用に該当する場合であっても，代行業者等の第三者に依頼して上記の行為を行うことは違法となります．
・JCOPY〈出版者著作権管理機構 委託出版物〉
本書を複製される場合は，そのつど事前に出版者著作権管理機構（電話 03-5244-5088, FAX 03-5244-5089, e-mail: info@jcopy.or.jp）の許諾を得てください．

データに基づく臨床動作分析

動画ウェブサイトのご案内

　本書に掲載した手技などの動画を専用ウェブサイトに掲載しています．ぜひご覧ください．関連動画のある項目については，各項目内に [VIDEO] マークを付して示しています．

　動画閲覧には会員登録が必要です．弊社ホームページ https://www.bunkodo.co.jp/ にアクセスいただき，会員登録の上，ご利用ください．

　なお会員登録は無料ですが，動画閲覧にかかる通信料は利用者のご負担になります．